40歲後的
低強度
全效運動

安柄澤——著　李潔茹——譯

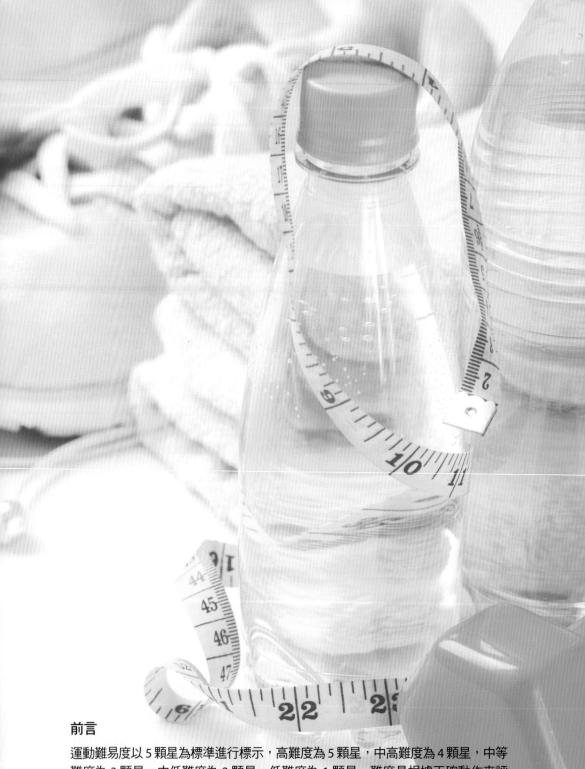

前言

運動難易度以 5 顆星為標準進行標示，高難度為 5 顆星，中高難度為 4 顆星，中等難度為 3 顆星，中低難度為 2 顆星，低難度為 1 顆星。難度是根據正確動作來評估，由於無法精確量化，因此難易度的標示僅供參考。

運動決定生活品質

　　3 年前的一場 10 公里長跑比賽，有一個人始終跑在我前面，當時一心想著至少要追上他，但那位堅持不懈的選手仍是贏過了我，以 52 分鐘的成績完成了比賽。他笑著向等候的妻子說：「76 歲的人能做到這程度，算得上是年輕人了吧？」我猜想，這位 76 歲的人應該是從年少時就堅持運動到現在，因為沒有什麼事情是一蹴可幾的。

　　「高齡時代」已成為大眾關注的話題。然而，重要的並不是活多久，而是能健康快樂的活得長久，也就是說，比起延長「平均壽命」，更要延長「健康壽命」。為了達到這點，我們需要在提高生活品質的同時，也努力維持健康生活。有許多 65 歲以上的長者，為了復健前來拜訪中心，他們經常說：「年輕時努力打拼，所以現在還過得去，但是目前的身體狀況根本無法享受，就算有一定的經濟能力，但是身體不好又有什麼用呢？」想要擁有健康的生活需要遵守充分休息、均衡營養、戒煙、飲酒節制、排解壓力等多個原則，其中與生活品質最相關的就是運動。

身體要好，才能到處去旅行，才能自理日常生活。要是連日常活動都不方便，成天只能臥床、吃飯，這樣生活還有什麼意義呢？為了保持身體的活躍，運動是不可或缺的，因此哪怕只是提早一點，也應該持之以恆活動身體。

20多歲時充滿活力，大多數人都可以隨心所欲地活動，但30多歲就會開始容易感到疲倦、身體日益沉重。一到週末，寧願躺著休息，也不願做運動，這樣過著過著就到了40歲。40歲後的身體變得更沉重，體力下降，健康也開始出狀況。事實上，影響老年生活品質的時期就是從這個年齡段開始，因此40歲後如何生活，將會影響到60歲以後的人生。

當40歲後的人問我「該怎麼運動」時，我的回答都很簡單，就是：「適當就好。」本書概括了40歲後的人如何適當運動的方法，核心在於「不過度勉強運動，又能達到延緩老化的目的」。此外，也介紹了適合40歲後的實用運動方法和健康管理建議。基於我在復健治療領域14年的經驗，以及針對不同年齡層運動指導的經歷，整理了一些輕鬆且有效的運動。期盼讀者都能毫無負擔的閱讀，也能輕鬆自在的運動。

進入40歲以後，運動心態也應該有所改變。如果急著想在短期內看到效果，身體可能無法承受，運動是需要持之以恆的進行。每個人幾乎都會培養額外的嗜好，強烈建議在40歲以後將

運動列入其中，能享受運動的過程才會更喜歡運動。願讀者能在書中找到適合自己的運動，而且能有更多人樂在其中。

40 歲後的人們，今日過得如何將會影響以後生活的品質，因此「現在也是未來」。期盼讀者輕鬆閱讀本書後，一起跟著做運動，並成為自己喜歡的休閒活動，同時也希望大家都能擁有健康且幸福的老年生活。

本書使用方法

1

專屬 Q&A，
累積健康知識，
拉近與運動的
距離。

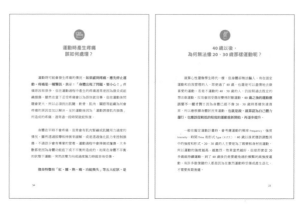

嚴選 40 歲後的人們最想知道、最容易遺漏的
問題集錦，透過 Q&A 累積健康知識並認識自
己的身體。

2

根據難易程度，
搭配動作插圖
閱讀。

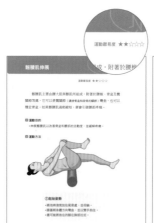
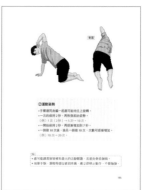

每個篇章的運動都提供了簡單易懂、容易照
做的插圖，同時還附上解說，可依不同難度
循序漸進，慢慢做出正確的動作。

3

摘要筆記掌握重點

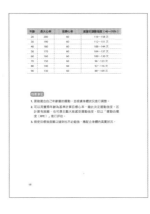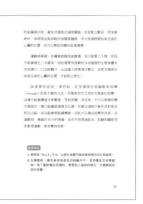

每一章節的核心內容都會收錄在「摘要筆記」中，可以迅速查閱和瞭解運動相關的基本理論和常識。

4

學習符合自己身體狀態的運動

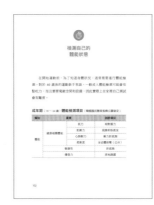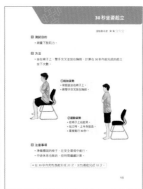

透過本書提供的 6 項自我體能檢測，以了解目前的身體狀態，並學習柔軟度、肌力、平衡和心肺耐力的運動。請根據身體狀態選擇適合的運動。

目次

PART 1　解決中年世代的運動疑惑 Q&A

PART 4　柔軟度運動：放鬆僵硬肌肉✕改善身體活動度

PART 5 肌力運動：強化肌肉力量×增加肌肉穩定度

運動的事前準備清單

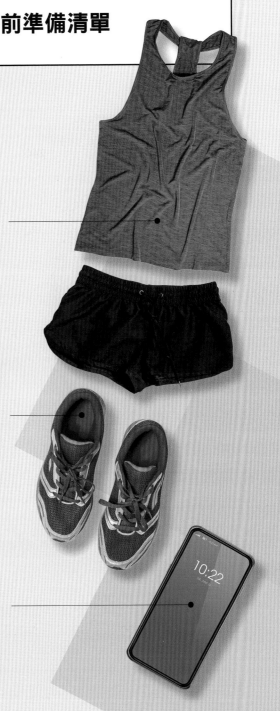

運動服

選擇舒適的運動服裝，例如短袖、短褲、運動套裝等，最好挑選易於活動且透氣的材質，並避免牛仔褲或緊身衣物。

鞋子

在室內可以赤腳運動，但在戶外進行心肺耐力運動（如走路、跑步、爬樓梯等）時，則需要穿上鞋子。最好選擇輕便且舒適的運動鞋，跑步時也要留意鞋帶是否鬆開。

手機或計時器

可以使用手機的計時功能，或是使用電子錶的定時功能。越容易操作的計時裝置越好。

椅子

選擇有靠背、無輪子的穩固椅子。當在起立或坐下時，如果沒有靠背，可能會向後傾倒或移動而造成危險，因此最好選擇一把穩固的椅子。

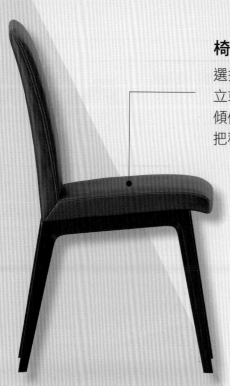

啞鈴

請勿一開始就使用太重的啞鈴，可以準備 0.5 公斤、1 公斤、1.5 公斤、2 公斤、3 公斤等不同重量的啞鈴，以便循序漸進運動。為了方便收納，建議選擇不易滾動的啞鈴，且材質要能夠緊握。

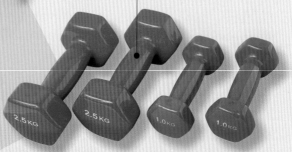

運動墊

有厚度的運動墊可以吸收膝蓋跪下或腳部跳躍時產生的衝擊力，減少可能帶來的損傷。尺寸請選擇適合自己身高和肩寬的大小，需要有足夠的空間。

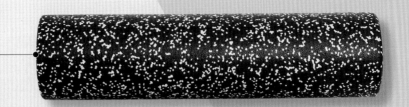

泡棉滾筒

這是一種長條狀的肌肉鬆弛工具，建議選擇長度 90 公分的泡棉滾筒較為合適。不同的顏色和形狀具有不同的硬度，太硬或凹凸不平的泡棉滾筒具有更強的刺激效果。

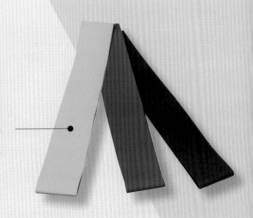

瑜伽球

尺寸有 55 公分、65 公分和 75 公分，氣要充飽到不會軟趴趴的程度。根據自己的體型來選擇，如果體型不大，建議選擇 55 公分或 65 公分的瑜伽球。尺寸較大的瑜伽球，缺點是不易收納。

迷你彈力帶

在進行下肢運動時，需要把迷你彈力帶套在腳踝和膝蓋上。不同顏色的彈力帶具有不同強度，逐漸增加強度才是安全的作法。

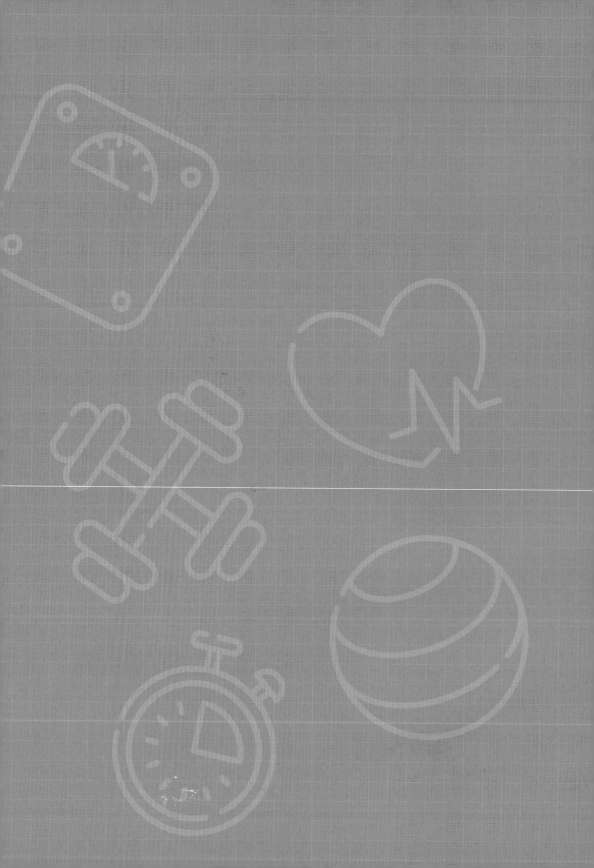

PART 1

解決中年世代的
運動疑惑 Q & A

真的會有不知不覺
身體就出問題的時期嗎？

即使已經 30 歲，身體也不覺得沉重；即使通宵喝酒，只要稍微睡一下，醒來依然精神百倍，工作一整天也不會覺得吃不消，晚上再去參加聚會或喝酒也不會有問題；周末就算和家人或朋友一起運動，狀態也能迅速恢復。然而，當越逼近 40 歲時，問題就漸漸開始浮現，例如：早上起床變得困難、即使休息也還是疲倦、喝酒後需要 2-3 天才能恢復、運動時腰和肩膀會疼痛。40 歲的年紀，即使沒有明顯的不舒服，身體也開始產生變化了。嚴重的是，在沒有察覺的情況下，身體漸漸開始出現問題。

身體成長到 20 幾歲就會開始老化，到 35 歲以前，狀況都還算不錯。然而，過了 40 歲，就會開始出現明顯的問題，例如：腹部和大腿開始堆積脂肪；肌肉量減少，肌力跟著下降；心肺功能下降，稍微爬一下樓梯就會喘；身體柔軟度下降，變得僵硬；骨質密度下降，骨骼和關節變得脆弱；視覺、聽覺、嗅覺、味覺等感官機能逐漸減弱、遲鈍。此外，不運動的生活習慣和無節制

的飲食習慣會導致慢性疾病，例如高血壓、高血脂、糖尿病等，都有可能一一出現在自己身上。

不論男性或女性，在老化過程中體脂肪都會增加。一般來說，20 歲正常男性體脂肪約 12-16％，到 60 歲時，體脂肪可能增加至 19-26％。[1] 在未滿 60 歲前，許多人在 40 歲以前就累積了不少體脂肪，而體脂肪一旦增加，就會堆積在不活動的肌肉上，導致肌力下降，肌肉比例也會相對減少。20-30 幾歲的時期，因為新陳代謝旺盛，所以即使不運動，身體仍然能承受，但從 40-50 幾歲起，身體就會開始不堪負荷，並顯現出問題。

40 歲以後骨質密度會開始下降，尤其女性的骨質密度下降速度比男性快 2 倍，每年約下降 1.5-2％，在進入更年期時，甚至會下降至 3％。[2] 骨質密度下降導致骨骼變得脆弱，進而罹患骨質疏鬆症。根據韓國的國民健康營養調查，50 歲以上的女性，10 人中只有 3 人知道自己患有骨質疏鬆症，而這 3 人中只有 1 人接受治療。以上可知，骨骼會在沒有察覺的情況下變得脆弱，由於症狀並非肉眼可見，因此經常被忽略。

骨骼變得脆弱而產生骨質疏鬆症後，就容易造成骨折。據說 60 歲以後的長者，常因為髖關節（連接骨盆和大腿骨的關節）骨折而產生併發症，每年 5 人中就有 1 人因此死亡。[3] 最容易因骨質疏鬆症而造成骨折的部位是「脊椎」，超過 40 歲以後，若在沒有

原因的情況下，身高減少 4 公分以上或是脊椎彎曲嚴重，請務必去做骨質疏鬆的檢測。

隨著年齡增長，膝蓋、脊椎等部位罹患退化性關節炎的情形變得更加普遍。當我在指導運動動作時，發現有不少人從 20、30 歲開始就覺得膝蓋酸痛，或是腳踝、腰部感到不適，這是因反覆使用關節且姿勢不平衡所導致的「早發性退化性關節炎」。退化性關節炎嚴重時，會因疼痛而使身體無法移動，若身體持續不活動，肌肉量就會減少、肌力減弱，使得症狀變得更加惡化，導致惡性循環。

35 歲以後，肌肉量每年會減少 1％，肌肉的質變差，使身體變得僵硬、肌肉收縮無力。到了 40 歲以後，製造肌肉的荷爾蒙減少，即使有攝取蛋白質，也難以有效增加肌肉，肌肉量一旦減少，還會影響平衡感和認知功能。除此之外，久坐的習慣和身體活動減少會導致體重增加，體脂肪堆積也增加了慢性疾病的風險，因此平時就必須透過適當的運動來增加肌肉量和肌力。

40、50 歲的生活方式，將影響 60 歲以後的生活品質，此時是預防老年症狀的關鍵時期，包含了高齡者煩惱的五大老年症狀：肌少症、衰老、行走障礙、摔倒和尿失禁。雖然在年輕時都覺得不可能發生，但是看著父母們就能明白，即使是曾經活力四

射的人，隨著年齡增長，日常生活也會變得難以自理，需要他人幫助。這並非事不關己，我們都應該認真思考 40 歲之後的人生該如何度過。

來我們中心運動的人經常會形容自己在某一天體力突然開始下降，而且覺得不舒服。從 40 歲開始，就是因為生活習慣的積累而導致問題浮現的時期。即使平時沒有什麼症狀，問題也可能在不知不覺中累積起來。在沒有照顧好身體的情況下，頸部、腰部、肩膀等肌肉骨骼系統可能會產生疼痛，身體有氣無力，甚至要頻繁就醫，因此應該定期去醫院檢查、按時服藥，好好照顧自己的健康。

縱使高呼「高齡時代」來臨，但失去健康又有什麼用呢？活得久固然重要，但擁有「健康壽命（活得長久而健康的壽命）」更為重要。

韓國人的平均壽命和健康壽命

（韓國的健康保險審查評估院 2016 年資料）

類別	平均壽命	健康壽命	相差
平均	82.4 年	66.3 年	16.1 年
男性	79.3 年	65.3 年	14.0 年
女性	86.4 年	67.3 年	19.1 年

根據 2016 年韓國的健康保險審查評估院資料顯示，韓國人的平均壽命和健康壽命之差為 16.1 年。根據 2018 年世界衛生組織（WHO）公布的健康壽命調查，韓國的健康壽命為 73.0 歲，排名第九。第一名是新加坡，為 76.2 歲，第二名是日本，為 74.8 歲。近年來，70 多歲的人依然活躍，也有不少 80-90 歲的人能夠獨立生活。**這裡重點在於：40 歲以後，個人的健康差異很大，因此 40 歲後如何生活，將會決定未來的漫長人生是好是壞。**

摘要筆記

1. 無節制的飲食習慣和不良的生活習慣，將會加速 40 歲以後的退化和衰老。

2. 40、50 歲的習慣會影響 60 歲以後的人生，為了保有健康壽命，要了解並實踐適當的健康管理方法。

40 歲以後，
為何無法像 20、30 歲那樣運動呢？

　　就算心性還像學生時代一樣，但身體卻無法騙人。有在固定運動和自我管理的人，即使過了 40 歲，也還是可以盡情地去做喜愛的運動。若是不運動的 40、50 歲的人，仍按照過去既定的想法做運動，反而會因受傷而變得討厭運動。**40 歲之後的運動應該要不一樣才對！**因為身體已經不像 20、30 歲時那樣快速復原，所以應根據身體狀況來運動。**也就是說，就算認為自己體力還行，也應該從較低的程度的運動重新開始，再逐步提升。**

　　一般在擬定運動計畫時，會考慮運動的頻率 Frequency、強度 Intensity、時間 Time 和形式 Type（F.I.T.T.），40 歲以後更應該調整其中的強度和形式。20、30 歲的人主要是為了娛樂和身材而運動，所以運動的強度越高、越激烈，效果當然越好，但是即使從 20 多歲就持續運動，到了 40 歲後仍是要避免過於頻繁的高強度運動。有許多做復健的人都是因為在激烈運動時受傷或產生退化，才需要長期復健。

一般認為退化性疾病主要發生在高齡者身上。當年齡越大，身體各部位使用得越多，因老化而產生的退化現象就被認為是不可避免的。然而，依我最近對於前來復健的患者所做的觀察，發現這個想法正在被打破——不僅是 20、30 歲的人，甚至連 10 多歲的年輕人也會出現頸部、肩膀、腰部、膝蓋等肌肉骨骼系統的問題。我們的身體若是不顧年齡使用過度，就會出現退化性疾病和疼痛，像這類因為過度使用身體而引起問題，佔了絕大多數。

40 歲後肌肉量減少，導致肌力減弱、骨質密度下降。當腹部凸出、腰圍變粗、體脂肪增加時，還會導致高血壓、高血脂、糖尿病等慢性疾病。體重增加也會對腰椎和膝蓋關節造成影響。在基礎體能下降的情況下，如果還像 20、30 歲那樣運動，身體必然會出狀況。有高血壓的人，如果進行要憋氣或讓血壓升高的高強度運動，也可能會產生問題。因此，應透過健康檢查來確定自己是否有慢性疾病，並配合身體狀態進行運動，**而且運動應該從低強度開始，並經過足夠的中強度運動後才挑選高強度運動。**

40 歲出頭、坐辦公室的 A 先生，20 多歲時曾做過許多重量訓練，現在雖然有些小腹，但肩膀寬闊、體格強健。A 先生自覺體力下降，於是重新開始運動，但他以為身體還是像以前一樣，便經常做「硬舉★」的動作，沒有考慮到身體早已變得僵硬，

★ **硬舉（deadlift）**：一種彎腰起身的運動，可以根據不同目的，動用並鍛鍊到不同肌群，包括大腿後方肌肉（hamstring）、脊柱豎直肌、臀部肌肉（臀大肌）等。

一直過度勉強運動，最終導致腰痛發生。這個案例雖然在 20 多歲時做了很多運動，但現在若要重新開始運動，還是必須充分伸展並選擇適當的運動才行。不僅是 A 先生，40、50 歲的人要重新開始運動，都應該小心避免這類問題。

40 歲後的運動應該依序從低強度到中強度來進行。運動強度是根據最大心跳率（心臟在一分鐘內能跳動的最大次數）來劃分。

運動強度	心跳率	身體自覺度（自己的主觀感受）
低強度	最大心跳率的 40-60％	能與旁人輕鬆對話
中強度	最大心跳率的 60-70％	額頭輕微出汗或稍喘，但還能與旁人對話
高強度	最大心跳率的 80-90％	非常喘，難以與旁人對話

若從低強度開始，再到中強度的水準，就能逐漸提高心跳次數，並使體溫升高 0.5-1℃。透過阻力運動和心肺耐力運動，可以在最大心跳率的 40-70％ 範圍內使肌肉活化、促進血液循環、加速新陳代謝。然而，40、50 歲的人剛開始運動時，或許會覺得低、中強度的運動就已經很高強度了，那是因為長時間久坐或缺乏運動的人體力下降，可能會將簡單動作視為高強度運動。當我實際在指導患者運動時，發現比預期中有更多的人基礎體能較差，因此需要做一段時間的低強度運動，才能逐步提高運動強度。

50 歲出頭的 B 女士平時不愛運動，會經常加班坐一整天，回家後也只想躺下睡覺。她會開始運動是為了控制體重，因為以前只要少吃東西就能變瘦，但現在很難只靠節食來控制體重。為了增加身體柔軟度，她選擇做一種利用泡棉滾筒★來伸展背部的動作，但在基礎體能極度不足的狀況下，只做 10 下就已讓她吃不消，連在做下半身伸展時也同樣汗如雨下。

　　不愛運動、基礎體能較差的人比想像中多，他們一致表示，即使只是做一些柔軟度運動，也會覺得強度很高。雖然運動強度應該根據心跳次數或 1RM（one-repetition maximum 的縮寫，代表肌肉收縮時能產生的最大力量）等數據來設定，但對於運動新手來說，最好根據個人的身體自覺度來進行運動。

　　運動需要有一段養成習慣和適應的時間。對於欠缺運動經驗或長時間久坐的 40、50 歲運動新手來說，最好從低強度開始，再逐漸提高到中強度，等足夠適應後再根據目標提升至高強度。盡量做低強度到中強度的運動是最好的，因為高強度可能導致損傷，讓身體吃不消，還會因受傷而引起疼痛。與其急著想看到運動效果而硬撐，不如慢慢增加運動的強度和時間。

★ 泡棉滾筒：一種用於肌肉鬆弛的長條狀工具。

1. 20、30 歲的年輕人如果勉強做高強度的運動也可能出現問題，所以每次運動時都應考慮自己的身體狀態，適度調整才行。

2. 短期內就想看見效果，結果可能得不償失，所以放下過度的野心，慢慢提升吧！從低強度開始，逐步提高難度，慢慢體會運動的魅力。

每個人的身體狀態
為何有所不同？

　　每個人的運動經驗、體力水準、身體狀況、體型和生活模式都各不相同，因此需要制訂適合自己的運動計畫。依據喜好和目標的不同，更是需要選擇不一樣的運動。過了 40 歲後，運動不再像是 20、30 歲那時單純只為了娛樂，這時應以健康為目的來選擇運動形式並調整強度，尤其要考慮年齡和體力，以免身體出狀況。一開始運動時，應該選擇容易跟著做且安全的運動，這樣才能快樂運動一輩子。

　　隨著年齡增長，身體會越加老化，每年大約會降低 10％的體力。過了 40 歲後，就必須接受這個事實，並要加強基礎體能，從低強度的運動開始做起。對於那些沒有傷病或慢性疾病的人來說，還可以按照一般的運動指南，每週進行 150 分鐘以上的中、高強度運動。曾經有運動習慣的人還可以這樣運動個幾次、幾分鐘，但基礎體能較差或初次運動的人就不一定要嚴格遵從指南了。**總而言之，不應該勉強身體去迎合運動，而是應該根據自身狀況進行運動。**

40 歲以後，尤其是運動新手，自己判斷運動強度的「運動自覺度（RPE：rating of perceived exertion）」比遵從運動指南更為重要。運動自覺度是基於瑞典心理學家加納 · 博格（Gunnar Borg）的研究而開發的，因此也被稱為博格量表（Borg scale），在運動場域中被廣泛使用。運動自覺度是以自己主觀評估所感受到的運動強度，所以能夠根據身體狀況來進行調整。由於運動強度時常與體力水準和運動能力不一致，因此為了不運動過度、減少肌肉骨骼系統的損傷，使用運動自覺度來調整運動強度是相當必要。

運動自覺度

RPE 指數	呼吸	
6	No exertion at all	沒有感覺
7	Extremely light	極為輕鬆
8		
9	Very light	非常輕鬆
10		
11	Light	輕鬆
12		
13	Somewhat hard	有點辛苦
14		
15	Hard(heavy)	辛苦
16		
17	Very hard	非常辛苦
18		
19	Extremely hard	極為辛苦
20	Maximal exertion	已到極限，不能再繼續

如表格所示，運動自覺度以 6-20 的數字來標示。6-20 的範圍是以健康成年人為對象，將一般心跳率（HR: heart rate）除以 10 而得出，因此若把 RPE 指數乘以 10 便是目標心跳次數。15 表示「辛苦（hard）」的程度，乘以 10 就是心跳次數約為 150。運動自覺度不是直接測量心跳次數，而是考慮運動的努力程度、呼吸和感受等。如果想要更加精確，則可以透過測量來設定強度。

在判斷運動自覺度時有一點非常重要：在運動過程中，應綜合評估自身感受到的壓力、疲勞度、疼痛程度和呼吸困難程度等整體感受，而不僅是其中一個項目。總而言之，在運動中要專注於自身感覺的變化，並以整體感受來評估。一開始，建議透過運動自覺度來檢查運動強度，當自己對運動有一定程度的自信並希望進行科學測量時，就可以透過最大心跳率或 1RM（one-repetition maximum 的縮寫，代表肌肉收縮時能產生的最大力量）來制訂運動強度和目標。

我不斷強調在 40 歲之後要以低強度開始運動，是為了避免運動的副作用，尤其是引起疼痛會大大降低對運動的熱情。對於腳、膝、腰、背、肩、頸等部位疼痛的人，更應該考量自身狀況來進行運動。「這麼輕鬆的運動也行嗎？」其實從簡單健身操開始，讓身體動一動也很好。當感覺到「運動對自己有幫助」，並已經養成運動習慣的時候，再慢慢增加強度，才可以避免受傷。

在電視或網路上經常會提到，對強化下半身有良好效果的「深蹲★」，這動作能增加肌肉量和提高肌力，但如果沒有考量到個人身體狀況就盲目照做，就會很容易受傷，尤其下蹲至臀部低於膝蓋高度的「全深蹲」時，膝蓋和腰部很容易出現問題。以上說明可以知道，即使是好的運動也可能對身體造成傷害，因此**應該先正確學習，再根據身體狀況和目標來運動，如此才能對自己有益**。

試著想像一下，跟很久沒見的朋友一起沿著河堤騎腳踏車，朋友有著長期運動習慣，如果你一直配合他的車速，想必身體一定會吃不消吧！儘管幾年前也有在騎腳踏車，也不應該以為自己還有當年的體力，因為身體已經改變了。在騎腳踏車的激烈過程中，大腿會像是要裂開一樣騎得很辛苦，且當 12-24 小時過後，因運動而引發肌肉損傷的症狀，也就是產生「延遲性肌肉疼痛」的時候，全身都會感到僵硬酸痛，到時就後悔莫及了。就算怪罪自己「何必當初」，也會一跛一跛的走路好一陣子了。**運動不應該去迎合別人或互相比較，應該要適度，運動時請隨時謹記：「要根據自己身體狀況來運動」**。

★ **深蹲**：透過半蹲起立的動作，強化大腿和臀部等肌肉的運動。

1. 每個人的身體狀況都不同，因此應該完全根據自己身體狀況來運動，不要與他人比較或盲目照做。
2. 透過運動自覺度進行自我評估，調整運動強度。

「不對稱運動」
會如何傷害身體？

　　運動雖然有正面效果，但在不對稱的情況下運動，可能會讓身體出現問題。運動形式大致分為有氧運動和無氧運動，對運動形式的偏好會影響身體的狀態。此外，人體的動作是以「左右、前後、上下」這三個面向和軸線為基礎，以做出前後彎腰、旋轉身體、彎曲和伸直膝蓋等動作。在進行高爾夫、足球、跑步等運動時，會出現更多元的動作。**如果只重複單一方向的動作，即是不對稱運動，時間久了就可能會導致疼痛和運動受限**（功能不全），因此在使用身體時，應確保運動是整體均衡。

　　人體藉由呼吸系統獲取氧氣，在血液循環系統的作用下，將氧氣運送到全身。無論進行何種運動，都會使用到有氧和無氧的運動系統，但會根據比例分為有氧運動和無氧運動。走路、跑步這類有氧運動，有助於提高心肺耐力和整體肌肉耐力。喜歡有氧運動的人經常只做類似的運動，不太做負重的阻力運動，也就是無氧運動，所以這類人雖然藉由有氧運動提高了心肺耐力和肌耐力，但相對來說，肌力和平衡能力就會不夠。在 40 歲後肌肉

量、肌力和生理活動表現每年都會下降 1%，容易罹患肌少症，因此無氧運動也是不可或缺。

　　年輕人為了健身，會做大量的阻力運動，亦即增加肌肉量和提高肌力的無氧運動。然而，年過 40 歲的人若只做無氧運動，可能會造成不對稱的情況。喜歡阻力運動的人會花數個小時進行形態類似的運動，例如有些人可能只注重上半身，忽視下半身的訓練。不管是有氧或無氧運動，只做大量單一形式的運動都會導致失衡。

40 多歲的 C 先生喜歡跑步，偶爾會參加馬拉松比賽，可見基礎體能之優秀，但由於太常練習和參加比賽，膝蓋變得不好。這是很常見的案例，雖然 C 先生平時工作經常需搬重物，肌耐力很不錯，但他並沒有另外做負重的肌力訓練，因此每次工作起來都覺得吃力。跑步固然有益健康，但仍要搭配肌力運動，才能減少疲勞和損傷。

40 多歲的 D 先生喜歡肌力運動，認為增加負重可以增加成就感，還能練出好身材，因此持續運動。D 先生擁有健壯體格，但身體卻僵硬，且每次跑步都很快就喘不過氣。阻力運動會讓肌肉收縮，處在縮短的狀態（concentric contraction），要是沒有進行伸展運動或自我按摩，肌肉和關節就會變僵硬。尤其起床後身體還未鬆開，若做一些平時不做的大幅度動作，就可能會導致腰部扭傷或肩背抽痛。

運動需考慮平時的工作方式，適度安排有氧和無氧的運動形式，以達到均衡。基礎體能可細分為柔軟度、肌力、平衡、心肺耐力等，皆要均衡才行。如果像偏食一樣只偏愛特定運動，在 40 歲後就有可能因為不對稱而吃盡苦頭。**試著找出身體中缺乏的體能，並使基礎體能得到適當鍛鍊，這樣才會更加健康。**

　　高爾夫、足球、棒球等皆是不對稱運動，會過度使用特定肌肉。進行高爾夫運動時，如果是右撇子，會手持球桿盡可能轉向右側，再讓身體迴轉至左側進行擊球。進一步觀察高爾夫揮桿，會發現不對稱的現象——揮桿時，以左腳作為支點，身體傾向一側，重心偏移和身體轉向會造成不對稱。過度且反覆做這種動作，不僅會產生腰痛，還會造成手肘、手腕、肩膀、膝蓋等肌肉骨骼系統的損傷。

　　正如前面所述，當體重傾向左側，髖關節的外旋會增加，就像左側骨盆抬高一樣，兩側自然會產生不平衡狀況。為了避免這種問題，最好經常做些柔軟度運動來藉此伸展。**這不是阻止大家做不對稱運動，但運動時還是要盡量保持均衡與對稱，才能防止疼痛和損傷。**

　　足球同樣是靠左側支撐體重，然後用右腳內側踢球，也會用腳背大力踢球，且要不斷抬腿並迅速轉換方向，需要高難度技巧。在足球比賽中，不曾見過有人是左右兩側交換踢球，也沒見

過一直伸展身體來踢球。由於動作會產生不對稱情況，因此在運動前後應進行均衡性訓練，才能避免受傷。

　　要是左側使用過多，那麼右側也要多動，如果這樣仍是疼痛，應該尋求專業人士的幫助來矯正不對稱情況。由於眼睛在前面，會習慣看著前方來旋轉或移動，因此後側肌肉相對較弱，所以需要鍛鍊後側的抗重力肌，以抵抗地心引力。此外，也需要鍛鍊上肢和下肢，讓它們能夠被適當使用。如果所做的運動只強調上肢鍛鍊，那麼大腿和小腿就會變細瘦；如果只做深蹲、弓步這類以下肢為重點的動作，那麼上肢就會變瘦弱。因此，應以對稱的方式運動，讓左右、前後、上下的肌肉都能均衡發展。

摘要筆記

1. 40 歲以後的運動，應以平衡對稱為重。要平均進行有氧和無氧運動，也要找出在基礎體能中的不足之處，並好好補強。
2. 進行體育運動時會產生不對稱，因此需要細心留意，讓沒使用的部位也能均衡使用。

姿勢不良會使身體
產生什麼變化？

　　許多人在工作時，都會習慣使用單一方向。時間一久，就會變成過度使用特定肌肉，而其他部位就會一直不用。在這種狀態下運動，就會變得更加不對稱，肌肉和關節變得僵硬，動作就無法完成，持續使用的部位也會因為過度使用而出現問題。我們很容易受到姿勢影響，因此應該盡量做對稱性運動，好讓那些不用的部位能經常被使用。**當姿勢不良，身體就會出問題，運動姿勢也應依目標正確操作，才能避免問題。**

　　日常生活中經常做的動作會影響健康。經年累月之後，常做的動作就會變成習慣姿勢，這樣就不容易改變了。尤其是坐姿和站姿，一定要知道正確的姿勢，這樣在運動時也才容易保持正確姿勢。一般運動會以坐姿和站姿等基本動作開始，若能保持良好姿勢，在運動時動作會更好，效率也會更高。

每天坐著工作 8 個小時，等於一天中有三分之一時間都是坐著，除了午餐和如廁等必要時刻，大部分都是固定姿勢坐著不動，因此長時間久坐的姿勢會對體型造成影響。另外，站立時、走路時的姿勢累積久了也會影響身體。那麼，以下就來認識坐著時、站立時、走路時的良好姿勢和不良姿勢吧！

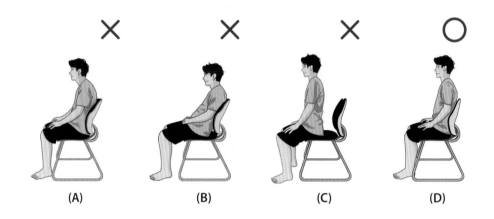

(A) (B) (C) (D)

坐著時的良好姿勢

1. 首先，腳掌完全貼於地面。
2. 雙腿呈 11 字形，膝蓋彎曲成 90 度。
3. 大腿和腰部成直角。
4. 骨盆位置很重要，需與身體重心呈垂直，並且左右骨盆的重量要均勻分布。
5. 挺胸，微縮下巴，不駝背（圖 D）。

坐著時的不良姿勢

1. 脖子和肩膀往前凸出。背部和腰部以彎曲狀態坐著，帶給脊椎壓力（圖A）。

2. 向後半躺的坐姿，雖然腰會覺得舒服，但會對脖子和肩膀造成負擔（圖B）。

3. 坐在椅子前緣挺直腰板，會讓肌肉緊繃，而且椅背無法分擔脊椎壓力，對脊椎造成負擔（圖C）。

4. 若習慣性駝背，在做深蹲、弓步、硬舉等動作時，背部便無法完全伸展。姿勢不正確會對動作造成限制。

5. 坐姿過於挺直，運動時可能會對腰椎造成負擔，因此不要過度挺直，保持適當坐姿很重要。

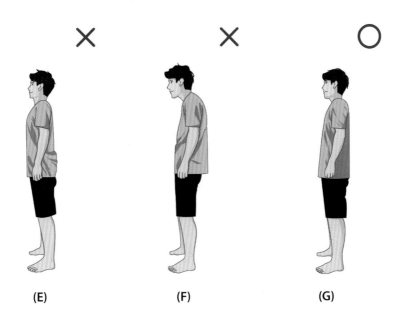

(E)　　　　　　　(F)　　　　　　　(G)

站立時的良好姿勢

1. 微縮下巴，挺胸，肩膀放鬆。
2. 腰部自然挺直，不要過度後仰。
3. 小腹和臀部稍微使力收緊，保持重心穩定。
4. 左右腳掌平放於地面均勻受力。
5. 膝蓋自然伸直（圖G）。

站立時的不良姿勢

1. 腰部過度向後彎曲，會導致腰部肌肉僵硬，造成負擔(圖E)。
2. 上身偏向一側（圖F），前後左右不對稱會對腳、膝蓋、腰部造成負擔，甚至導致疼痛。

走路時的正確姿勢

1. 平視前方，視線略高 5-10 公分。
2. 挺胸收腹，行走時腳和骨盆同時往前。
3. 腳跟先著地，腳背向上抬起。
4. 整個腳掌著地，腳趾施力往前推進。
5. 收小腹，保持重心穩定不搖晃。
6. 彎曲手肘，前後有力地擺動。
7. 雙腳呈 11 字形，避免向兩側張開。
8. 正常步幅為「身高減去 100 公分」

   （例如身高 170 公分，步幅為 70 公分）。

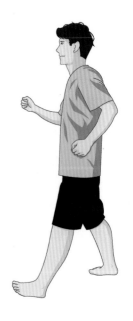

坐姿、站姿和走路姿勢都要正確，在運動時才能做出正確動作。如果有脊椎側彎，在做上半身必須伸展的運動時，動作就不容易做出來，鍛鍊效果也就跟著減弱，甚至會過度彎曲腰部而導致受傷。總而言之，正確姿勢有助於運動，不良姿勢甚至會讓身體受傷。

40 歲以後，如果能注意保持正確姿勢，就會讓人看起來更年輕，也會減少受傷風險。當身體平衡被破壞，持續在姿勢錯誤的狀態下運動，就可能引發各種疼痛，因此 40 歲後應該隨時留意日常生活中的姿勢。**運動動作哪怕只做一次，也應盡量努力保持正確姿勢，若重複使用不對的姿勢做運動，就會對身體造成衝擊和負擔**，所以多留意自己的姿勢吧！

摘要筆記

1. 平時坐著、站著和走路時都應多留意姿勢是否正確。

2. 學習任何一項運動都應保持正確姿勢。如果在彎腰駝背或姿勢不對稱的狀態下運動，就容易受傷，而且很快就會覺得疲累。

3. 經常保持正確姿勢的人更顯健康、年輕。請養成習慣，在生活和運動中都保持縮下巴、挺胸、伸直背的姿勢吧！

運動成癮會對老年生活
造成何種影響？

　　上癮不好，運動成癮也是一樣。運動成癮的問題是：運動時雖然感覺很好，但身體卻在不知不覺中開始出狀況。運動原本是為了變得健康，但運動過度卻會因為疼痛和行動能力下降而受苦。運動時會分泌一種叫做「腦內啡」的荷爾蒙，這種荷爾蒙有強大止痛效果。運動時若分泌了腦內啡，即使有疼痛也不會感覺到，只會感受到幸福和快樂。這麼一來，即使疼痛也會忍著繼續運動，所以甚至不知道身體正在慢慢出狀況。

以前在復健醫院工作時，曾負責照顧一位 40 多歲的 E 女士，她的腳底、膝蓋、腰、肩膀、脖子都會疼痛，損傷嚴重。E 女士表述，她一開始是透過重量訓練來強化力量，身材也變好了，所以繼續做更多運動，還加入俱樂部，並為了準備鐵人三項★比賽大幅增加了運動量，最後卻出了問題。
當被問到運動過程中是否感到疼痛，E 女士說：「就算疼痛也很快樂，所以就覺得沒什麼大不了。」她認為只要處理得當就不會出問題，這是運動成癮的典型例子。患有運動成癮症的人，

★ 鐵人三項：一天內進行游泳、自行車、馬拉松三項比賽。

在運動時會感覺很幸福、心情很好，運動後雖然有疼痛和不適，但認為只要透過伸展和放鬆肌肉來處理即可。最後，她無法參加鐵人三項競賽，反而進行了 6 個月的復健運動。因為她想在身體痊癒後繼續運動，醫師也建議她透過心理諮商來擺脫運動成癮症。

過度訓練症候群（overtraining syndrome）**指因為過度運動，導致全身感到疲勞的症狀。若罹患過度訓練症候群，在運動後的早晨起床時，會感到身體沉重且情緒低落、憂慮。**若心率比平常靜止時高出 10％以上，就可視為過度訓練症候群。

這種情況通常發生在持續進行高強度運動，未適當休息恢復，或受到壓力因素的影響。由於長時間大量使用肌肉和關節，肌肉會疲勞，關節會出現問題，導致疼痛發生。過度訓練症候群經常發生在強迫自己運動的一般人，以及每天運動四小時以上的運動選手。[4]因此，與其每天都運動，不如適度調節運動的時間和強度。

以負傷的運動選手為調查對象結果顯示，大多數人受傷時狀態都不佳。無論是運動員或一般人，身體狀態都很重要。運動應該要讓身體狀態變得更好，一旦運動過度，反而會造成問題。**每天運動超過四小時，或有強迫運動的情形，都容易引發過度訓練症候群，**因此超過 40 歲後應該適度運動，不要勉強，如果感到

吃力，就應該減少運動量並充分休息。不用每天運動，只要調整運動強度，每週 3-5 次即可。

50 歲出頭的 F 先生，工作到 40 多歲以後才開始對運動產生興趣，沉迷於重量訓練和登山。一開始運動時身體狀態很好，但隨著時間和運動量增加，身體變得沉重。早上起床後疲憊不堪，而且嘴唇周圍出現水泡，感染了唇疱疹，晚上睡眠狀況也不佳，這便是典型過度訓練症候群的案例。幸運的是，透過膝蓋和腰部的復健，以及學習調整運動的方法，他成功康復了。F 先生體會到休息的重要性，不再勉強運動，最終順利結束了復健療程。

為了追求健康和充滿活力的生活，許多人在 40、50 歲開始運動，但如果運動過度，反而會因為運動成癮和過度訓練症候群而吃盡苦頭。微小的損傷累積並重複發生時，會對身體造成衝擊，只要關節、肌腱、軟骨等組織一旦發炎，甚至演變成慢性發炎，想要迅速康復就更加遙不可及。慢性疼痛相當煎熬，餘生還有 40、50 年的平均壽命，如果連走路都很吃力、疼痛，生活品質也不得不下降。

據說在適度運動的情況下，男性可以活得比實際年齡年輕八歲，女性則是年輕九歲；相反的，有研究結果顯示，當運動過度時壽命會縮短。[5]運動的目標是為了活得更健康、更年輕，何必

要過度勉強而弄壞身體呢？長壽固然重要，但千萬不能忘記運動的目標是「活得健康而長久」。

1. 運動成癮不僅涉及肌肉骨骼系統的問題，還可能需要心理諮商，應避免運動過度，以免在老年時受苦。

2. 過度訓練症候群會有早晨容易疲勞和狀態低落等症狀，關鍵是要充分休息，適度而健康的運動。

柔軟度太好
也會是問題嗎？

60 多歲的 G 女士提前到教室等待上課，看見一名 40 多歲男性的手指居然無法碰到腳尖，她很訝異這個比自己還年輕的人，身體僵硬到手指只能停在離地 20 公分處。這時我跟 G 女士說：「身體太過柔軟也可能造成問題。」她驚訝地問：「柔軟不是很好嗎？」我回答：「柔軟當然好，不過太柔軟或太僵硬都是問題喔！」

身體柔軟在多數情況下都是好的，但太柔軟也可能造成問題。在解剖學上，每個關節都有活動的角度，有定向的活動範圍（ROM：range of motion）。右圖即是肩關節的活動範圍，手臂向前舉起的角度（屈曲）可達到 180 度，即使只能達到 170 度，日常生活也不會感到不便，但若罹患「五十肩」則只能舉到 90 度位置，在洗頭髮或穿衣服時就會受到限制。至於「過於柔軟」，意指肩膀關節的角度可達 200 度，則表示活動範圍過大。

肩關節活動範圍

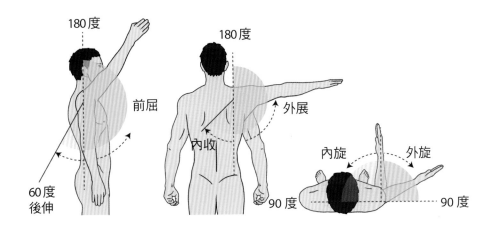

一般會因為肌肉短縮緊繃，導致關節僵硬。為了緩和僵硬的關節，人們會放鬆肌肉，做些伸展運動。在擴大關節活動範圍時，會伴隨一些拉扯感和輕微疼痛，但是做完會覺得舒服，活動起來也不會卡卡的。那麼，為什麼太過柔軟會造成問題呢？關節是在損傷最小化的位置活動，一旦超出範圍，其他組織就無法正常運作，會與其他組織相互碰撞而導致損傷，因此柔軟度太好也會造成問題。

如果超出關節活動範圍，是否一定會產生疼痛呢？答案是不一定。舉例來說，投手的肩關節外旋角度大多都超過 100 度，一般人能達到 80-90 度就足夠，但肩關節的活動範圍要廣，投球時才會更快、更遠。當然，不只是肩膀，其他關節也會一起來幫

忙，但問題是隨著活動範圍增加，如果想讓肩關節在該處的位置活動，骨骼、肌肉、韌帶和肌腱等組織也要更努力支撐才行。

當活動範圍擴大時，動作會變得靈活，但穩定性相對降低。如果過度柔軟又想維持穩定性，那麼肌力和肌耐力就必須更好，同時還要具備良好的平衡、協調性及力量。也就是說，如果想要維持穩定性，就需要更多的運動，否則可能會導致身體受傷。舉例來說，體操選手和舞者的身體非常柔軟，在舞台或比賽中能展現出優雅又令人驚嘆的運動能力，但在舞台背後，他們卻經常接受治療，身上隨時貼著膠帶，吃盡各種苦頭。

花式滑冰選手也是從小經常接受治療和復健，才能繼續運動。大量使用關節，可能導致退化性病變，甚至帶來骨骼變形的痛苦。除非出於職業所需，否則並不建議大家為了改善柔軟度而造成疼痛。有些人因為從 20 幾歲開始就持續做柔軟度運動，所以到 40、50 歲還能做出劈腿或雙手觸地的動作，這是因為持之以恆的關係，所以身體比較柔軟，相對不痛。

持續進行柔軟度運動，以及肌力、肌耐力和均衡性的訓練，可以幫助關節活動超出正常範圍而不會造成問題。40 歲以後才開始運動的人，通常柔軟度很低，雖然可以訓練柔軟度，但必須適

★ **肌少症**：因老化導致肌肉量、肌力和身體功能下降的狀態。

當，切勿過度勉強。過了 60 歲以後，肌少症★更容易發生，且骨質密度和肌肉量逐漸減少，使身體變得虛弱，這時如果身體柔軟度太好，便難以穩定關節周圍，就會更加辛苦。無論任何事物，我們的身體都喜歡「適度」，這一點不可忽視。

摘要筆記

1. 最好在關節活動範圍內活動，且在柔軟度許可的狀況下運動才安全。

2. 為了維持穩定性，有時手腳和脊椎需要減少柔軟度。應始終留意自己身體狀態，避免過度運動，畢竟使用越多，身體損耗就越大。

光是走路就能準備
應對高齡時代嗎？

　　答案是一半對，一半錯！走路是一種非常適合提高心肺耐力和肌耐力的運動，步行能力也是到高齡時代不可或缺的。之所以說一半對、一半錯，是因為超過 60 歲可能會產生肌少症，這時以大肌群為主的肌力運動和均衡性運動是極為必要的。有些人即使不做肌力運動，到 80、90 歲依然能走路，但如果想要延長健康壽命、活得更有活力，最晚至少要在 60、70 歲時做肌力和均衡性的運動，如果能從 40 歲開始那就更好了！

走路的積極效果有哪些呢？

1. 不需要額外花費，每個人都能輕鬆做到。
2. 透過血液循環促進新陳代謝。
3. 減少體脂肪，具有減肥效果。
4. 可調節生活習慣，以改善慢性疾病。
5. 排解壓力，提高認知功能。
6. 下半身肌肉約占全身 70%，走路可以提高肌力和肌耐力。

在高效能的運動中，沒有比走路更簡單的，但是每天走路是否能防止衰老，這點仍存有疑問。曾有學者對日本愛知縣的居民進行研究，探討走路是否對延緩衰老有效，結果發現即使在 6 年間持續走路，握力仍減少 11％，背部肌力減少 25％，心肺功能減少 12％，垂直跳躍減少了 20％。[6] 這項研究結果對於認為只要努力走路就能保持健康的觀點，無疑是潑了一盆冷水。

有很多 60、70 歲的長者每天都走路 1 小時以上，有些人甚至每天在公園走 2 小時。雖然走路比坐著不動好，但如果用不當方式走太多路，反而會弄壞身體，可能導致足底筋膜炎或膝蓋發生退化性病變，也會影響到腰部，造成疼痛和行動不便。明明是為了健康、為了以後能隨心所欲去想去的地方，才會持續走路，最後卻得到了負面結果。

雖然走路能在一定程度上強化體力，但還是有不足之處。心肺耐力和肌力雖可以提升至某個程度，但在肌少症發生前，應要進行以大肌群為主的肌力運動。除了在走路前，讓僵硬的小腿和大腿肌肉放鬆之外，也要培養平衡感和力量，這樣就算走路時稍微踩到石頭，也能快速反應，避免跌倒。**在 40、50 歲時期，建議走路運動與肌力、平衡和柔軟度的運動並行，積極地為未來做準備。**

觀察走路的步態可以得知當前的健康狀態，還可以預測未來可能發生的問題，如跌倒、認知功能衰退、膝蓋和腰痛等肌肉骨骼系統問題。步幅變窄或變慢、背部和腰部彎曲導致重心前傾、腳尖無法提起且步行無力，以上這些都可視為一種警訊。

50 歲出頭的 H 女士因肌力不足，走路時彎腰駝背，步伐無力。她沒有發現地面稍微隆起，被絆倒後手掌著地，造成手腕骨折。如果她具有步行所需的下肢肌力和平衡能力，或許就能避免跌倒受傷。才 50 歲出頭的年紀，實在令人惋惜。然而，偶爾也會看到 30 多歲的人因摔傷而受苦的案例。

該如何提升步行能力呢？

1. 學習正確走路姿勢。複習前面所述的「走路時的良好姿勢」（參閱 p.43）。

2. 需要強化下肢肌力。鍛鍊抬起腳踝的肌肉（脛前肌）和抬起髖關節的肌肉（膕繩肌），還要增強大腿前側肌肉（股四頭肌）和臀部肌肉（臀大肌、臀中肌）等大肌肉。

3. 步幅增加 10 公分。步幅加大會加快行走速度，並使下半身肌肉更活躍。需要注意的是，如果突然將步幅加大，很快就會感覺疲勞，無法長時間行走，因此先加大步幅行走，再換成正常步幅行走，兩者交替進行是較好的方式。

在高齡的時候，步行能力變得更加重要。不依賴家人和其他人，獨立去自己想去的地方，可以提升自信和自尊，所以應努力保持用正確姿勢走路。一開始可能需要有意識地去進行，**但神經系統中有個名為「中樞模式發生器**（CPG：Central Pattern Generator）」**的部分，可以在某一時刻自然而然的習得如何步行。**簡單來說，就是不用意識就能走得正確，這就是我們要養成正確走路習慣的原因。

摘要筆記

1. 走路對任何人來說都是必要的運動。在 40 歲後應該加大步幅行走，但也要搭配肌力和平衡運動，才能保持良好走路姿勢。
2. 為了獨立自理生活，要做步行和提高步行能力的運動。

運動時產生疼痛
該如何處理？

　　運動時可能會發生疼痛的情況。**如果感到疼痛，應先停止運動。疼痛是一種警訊，表示：「身體出現了問題，要小心！」**疼痛原因有很多，但在運動過程中產生的疼痛通常是因為發炎或組織損傷。雖然在當下忍受疼痛會以為很快就沒事，但在運動後問題會更大，所以必須找出肌腱、軟骨、肌肉、關節等組織為何會疼痛的原因並加以解決。至於運動後因為「運動誘發肌肉損傷」所造成的疼痛，通常過一段時間就能恢復。

　　身體在平時不會疼痛，但常會有肌肉緊繃或肌腱用力過度的情況。雖然透過按摩和伸展來緩解，或是透過強化肌力來控制損傷，不過很少會有專業的管理。運動過程中會摔倒或撞傷，大多數都是因為身體功能低下或不平衡所造成的。如果在身體不平衡的狀態下運動，突然改變方向或過度施力時就容易受傷。

　　發炎特徵有「紅、腫、熱、痛、功能喪失」等五大症狀，是

身體組織對刺激的防禦機制。如果有做妥善處理，在發炎部位冰敷或休息，就可以順利恢復，但當疼痛劇烈或一週內沒有緩解，就需要去醫院就診。急性發炎可以很快恢復，但慢性發炎會持續一段長時間，所以運動過程中若反覆發生疼痛，務必要接受妥善的治療。

當身體產生疼痛時會產生「代償作用」，採取其他動作來避免疼痛。假如忽略疼痛，身體就會習慣使用能避免疼痛的位置，而那個位置如果造成姿勢不對，體型就會改變，不僅原來的部位會疼痛，連其他部位也會變得不舒服。例如，左腳踝扭傷的人，身體重心會放在右腳來走路，但如果重心一直向右，就會對膝蓋和髖關節造成負擔，甚至導致腰痛。就像這樣，一個部位問題會如骨牌效應影響到其他部位，因此如果運動時產生疼痛，就要找出原因並治療，也要保持身體狀態的平衡。

至於運動後產生的疼痛，可分為之前提到的「組織損傷」和「運動誘發肌肉損傷」這兩種。「運動誘發肌肉損傷」指在做不熟悉或肌肉反覆拉扯的動作，導致肌肉纖維損傷的情況。這種損傷的特點是運動後不會立即感覺疼痛，通常在 12-24 小時後才出現。假設久違地去爬山，隔天大腿和小腿感到劇烈疼痛，這種情況就可視為「運動誘發肌肉損傷」。

「運動誘發肌肉損傷」會導致延遲性肌肉疼痛（運動後 12-24 小時內出現）、肌力減弱、關節僵硬、腫脹等症狀。運動後 72 小時內疼痛最為嚴重，之後疼痛會自然消失。此時用顯微鏡觀察肌肉組織，可以看到瘀血和細微的撕裂，即使疼痛消失，仍留有損傷，甚至恢復後也會變得僵硬，導致肌肉功能下降。這種現象如果持續累積，嚴重時可能會導致撕裂，因此需要透過伸展來使肌肉放鬆。

在復健過程中經常需要忍受疼痛。例如，因為罹患五十肩或膝蓋韌帶受損，長時間不動而變得僵硬，那麼在進行治療性運動時就會伴隨疼痛。此時產生的疼痛是為了要讓僵硬的組織放鬆才出現的，沒有害處，因此在治療師指導下所做的運動是安全的。相反的，若是獨自運動就必須按照醫生或治療師所指示的正確方法及注意事項去執行，否則會造成更多問題。

在疼痛發生前，有沒有辦法知道哪裡會疼痛？

有個簡單的方法是用手直接按壓。按壓肌肉、肌腱、軟骨、關節時沒有任何感覺或覺得舒服，就表示狀態良好；假如按壓時會疼痛，或不動時也疼痛，就表示已出現損傷，組織裡面已變得僵硬，造成纖維化了，因此按壓疼痛部位時，最好是輕輕按摩或做些伸展動作來緩解。即使不太疼痛，也可視為潛在性異常，倘若置之不理，在運動過程中就會因為壓力累積而導致疼痛。

摘要筆記

1. 運動時若感覺疼痛，應立即停止並尋找原因讓它恢復，繼續運動只會加重損傷，延長復原時間。

2. 當劇烈疼痛或反覆疼痛，應立即就醫，檢查是否有發炎或撕裂等問題。

3. 平時可以用手輕柔按摩或做些伸展動作。

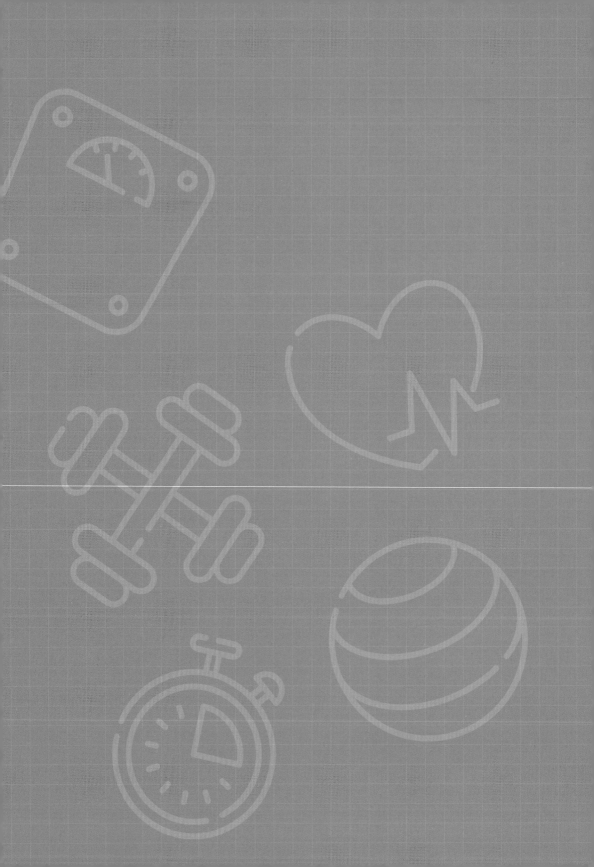

PART 2

中年世代的
聰明運動管理

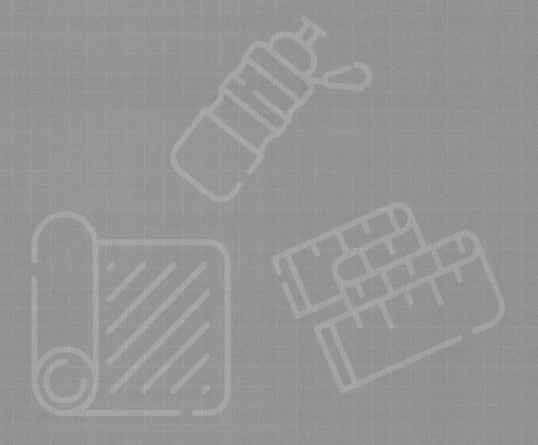

了解運動效果，
身體也會變聰明

比起籠統地認為「運動就是好」，在開始運動前先了解運動的具體效果會更棒。在考慮運動的頻率、強度、時間和形式時，可以針對自己缺乏的部分加以補足。假設有慢性病，就要具體了解應該做到什麼程度、不能做哪些運動，這樣才能避免造成副作用。此外，運動種類繁多，要了解各種類型的優缺點，才能將效果發揮到最大。如果能了解 40 歲所需的運動及效果，就可以讓身體變得更聰明。

40 歲以後正式邁入老化階段，但只要透過適當運動，仍是有可能延緩老化。2009 年諾貝爾生理醫學獎得主以「端粒★」為研究主題，只要端粒越短，老化就越快。研究表明，每週規律運動超過 3 小時的人，與不運動的人相比，身體年齡會年輕 9 歲，[7] 因此持續運動不僅可以延緩老化，還能對身心理產生正面影響。

★端粒：位於染色體兩端，扮演著保護 DNA 的角色。

40 歲後持續運動可以獲得的效果：

- 改善心臟功能，提升攝氧能力；有助於降低收縮壓與舒張壓，改善血壓等心血管方面的問題；促進血液循環，排出老廢物質，加快氧氣和營養物質的輸送。

- 減少肌肉骨骼系統的問題；軟化僵硬的關節和肌肉、強化肌力，提升平衡能力並加快反應時間；有助於預防跌倒，降低骨折的危險性。骨質密度增加，預防骨質疏鬆症。

- 低密度脂蛋白（LDL）和中性脂肪減少，高密度脂蛋白（HDL）增加。肌肉量增加時，便能增進基礎代謝率，可有效消耗卡路里、降低體脂率、減少腹部脂肪組織；減少肥胖以控制或預防代謝障礙所引起的問題。

- 調節荷爾蒙分泌，使身體節律獲得改善。使胰島素濃度正常化，並調節「壓力荷爾蒙」皮質醇；調節甲狀腺荷爾蒙和生長激素等的分泌，使人活力充沛。

- 專注運動 20 分鐘即可產生腦內啡，使人心情愉悅；腎上腺素會增加，提升大腦的注意力；多巴胺和血清素會增加，可降低焦慮，提升幸福感。

　　總結來說，效果包括心血管健康、慢性病的預防和控制、骨質疏鬆的預防、減少肥胖、心理滿足感和認知功能提升、性功能提升等。

一般認為，超過 60 歲會有記憶力減退等認知功能下降的情形，但實際上在 40、50 歲時，認知功能就已開始下降。有研究指出，持續進行有氧運動 6 個月或 1 年，可以增加腦源性神經營養因子（BDNF：brain-derived neurotropic factor），同時增大海馬體（腦部負責記憶的區域）。[8]根據柯克·埃里克森的研究，海馬體增大可以減緩大腦功能隨年紀增長而衰退的速度。[9]這研究結果證明了持續運動可以提升認知功能，也表明了包含運動在內的身體活動十分活躍的人，能更快地適應環境，且具有更高的認知功能。

憂鬱症特別容易發生在面臨龐大壓力和創傷的現代人身上，運動則有助於預防和治療憂鬱症。美國杜克大學詹姆斯·布魯門塔教授的研究小組發現，藥物治療和運動雙管齊下，可以迅速緩解受試者的憂鬱症狀，在實驗結束後效果仍可持續 6 個月。[10]此外，許多研究小組都發現，運動對於緩解憂鬱症的效果與藥物治療相當，因此有在運動的人罹患憂鬱症的風險，相較於不運動的人減少了 1.5 倍，且擁有較高的自我肯定與自信。

男性在 40 歲後可能出現性功能缺乏自信的情況，而持續運動被認為可以提高性功能。從生理學觀點來看，維持勃起是因為血液暢通，因此規律運動的男性罹患陽痿的機率，相較於長時間久坐的男性低了 41％。[11]40、50 歲是工作量最多、坐著時間長而缺乏運動的時期，規律運動將有助於保持充沛活力和健康生活。

摘要筆記

1. 下定決心和付諸行動很重要，花心思多了解運動效果再開始會更好。

2. 想要延長健康壽命並延緩衰老，需要持之以恆的運動才有效果。持續運動的效果包括心血管健康、慢性病的預防和控制、骨質疏鬆的預防、減少肥胖，以及心理滿足感、認知功能和性功能的提升等。

依年齡層尋找
適合自己的運動

　　每個人喜歡的運動都不同，身體狀況也迥異，所以「適合的運動」也必然有所不同。制式化的運動或許無趣，但基於基本體能的基礎，還是可以找到各年齡層適合的運動。如果從 20 多歲開始就持續運動，那麼直接根據身體狀況來運動即可，但若是從來不運動或太久沒運動，就最好以自己年齡層為標準，從適合的運動來開始行動。**別忘記運動的目的是為了活得更年輕、更健康，好好考慮適合自己年齡層的運動吧！**

20 歲身體狀況最好

　　20 歲出頭還在成長，肌力也達到最高峰，所以運動後會很快恢復，可以盡情做自己想做的運動。不過，最好不要只做一種運動，可以多方嘗試，而且不勉強每天運動 3 小時之類的，建議透過多種運動來增強體力。如果從此時開始養成運動習慣，就可以保有強健身體。

＊**推薦運動：**重量訓練、跑步、游泳、登山、攀岩、足球、棒球、跆拳道、柔道、劍道。

30 歲，需要開始注意健康狀況

到 30 歲出頭，肌肉量還會持續增加，但 35 歲後就會出現輕微的肌肉流失，因此需要注重基礎體能的提升。此外，隨著活動量減少，腹部會凸出，體脂肪會增加，所以也需要避免肥胖，以及身體變得僵硬時，會導致肌肉骨骼系統出問題，因此需要做柔軟度運動。

＊推薦運動：快走、跑步、爬樓梯、登山、游泳。

40 歲，容易因生活習慣不良引發慢性疾病

40 歲後身體活動量不足、飲食不均衡，容易引發高血壓、高血脂、糖尿病、肥胖等問題。與年輕時不同，40 歲後的運動不能單純為了娛樂，而是要以健康為目的。在運動前，需確認有無心血管疾病或危險因子，如高血壓、心絞痛、心律不整等，請定期健康檢查，了解身體狀況後再運動。由於基礎體能下降，所以不能過度運動，也不能全部集中在週末才運動。此外，不能只挑喜歡的運動，最好還是選擇對稱性、平衡性的運動。

＊推薦運動：爬樓梯、快走、游泳、肌力訓練、柔軟度運動。

50 歲，身體的平衡感、爆發力和肌力下降

50 歲需要做腳踝和髖關節附近的肌肉運動來鍛鍊平衡感，也要積極透過阻力訓練提升肌力。可以使用泡棉滾筒或按摩球等工具來放鬆肌肉，並且最好每天做伸展運動。40、50 歲以後應該均

衡地提升柔軟度、肌力、平衡感和心肺耐力，而不是像偏食一樣偏重某種運動，且在運動後一定要做好護理，才能預防肌肉骨骼系統的問題。

＊**推薦運動**：快走、跑步、爬樓梯、柔軟度運動、肌力訓練、平衡運動。

60 歲，身體的肌肉量流失加劇

過了 60 歲，除了走路這類心肺耐力的運動，肌力和平衡運動也不可少，需把重點放在預防 70 歲後會發生的衰老（身體虛弱、生理機能退化的狀態）。為了防止「體重減輕、肌力下降、疲勞、低身體活動量、走路變慢」這 5 項衰老指標的發生，需要規律運動。此外，需注意攝取足夠的蛋白質，以維持營養的吸收。

＊**推薦運動**：健身操、散步、水中運動、爬樓梯。

70 歲以上，需保持生活自理能力

70 歲後肌肉流失、肌力減少，步行能力下降，進而影響健康壽命，因此運動要從健身操這類極低的強度開始，再慢慢增加。70 歲以上的長者基礎體能差異很大，運動時注意量力而為即可，並根據當天身體狀況來調整運動量和時間。重點是即使感到疲勞、吃力也不要躺著不動，要盡量多動，慢慢提高身體活動量。

＊**推薦運動**：健身操、走路、水中運動。

可以利用心跳次數來判定不同年齡層的運動強度，其中「卡蒙內（Karvonen）公式」便是一種廣泛使用的測量方法。**卡蒙內公式可以用來制訂目標強度，在計算時需知道本人的「實際年齡、最大心率、安靜心率」這三項數據。**例如，滿 40 歲的人想從 40％低強度開始運動，其計算如下：

最大心率由「220 減去本人實際年齡」可得出 180。測量安靜心率的方法，是將右手的食指和中指併攏，輕輕放在左手橈骨部位★有脈搏跳動的地方，測量 15 秒，再將 15 秒的心跳次數乘以 4，就能得到 1 分鐘的安靜心率，以下假設為 60。

〈卡蒙內（Karvonen）公式〉

{（最大心率－安靜心率）×運動強度(%)}＋安靜心率＝目標心率

{(180－60)×0.4}＋60＝108（40 歲時 40%運動強度的目標心率）

如上所示，假設一位滿 40 歲的人想從 40％低強度開始運動，將心跳次數提升至 108 即可。**低強度為最大心率的 40-60％，中強度為最大心率的 60-70％**，可參考下表。

★橈骨部位：大拇指下方手腕處。

年齡	最大心率	安靜心率	適當的運動強度（40～70%）
20	200	60	116～158 次
30	190	60	112～151 次
40	180	60	108～144 次
50	170	60	104～137 次
60	160	60	100～130 次
70	150	60	96～123 次
80	140	60	92～116 次
90	130	60	88～109 次

摘要筆記

1. 要做適合自己年齡層的運動，並根據身體狀況進行調整。

2. 可以用實際年齡為基準計算目標心率，藉此決定運動強度。若計算有困難，也可憑主觀大致感受運動強度，即以「運動自覺度（RPE）」進行評估。

3. 假使目標強度難以達到也不必勉強，應配合身體的真實狀況。

全心全意專注在
自己身上

　　運動即使只有 10 分鐘，也要專注在自己身上。如果心思跑到別處，或是沒有把注意力放在目標部位，那麼運動效果必然大打折扣。運動過程會受到各種變數影響，但大多都是因為沒有專注在自己身上，才導致效果減弱，所以請把注意力放在自身，並為了自己的需求而運動。

年近 50 歲的 I 女士選擇在健身房開始運動，不太熟悉運動的她，主要在跑步機上走路或做些輕鬆伸展運動。I 女士很羨慕身旁那些很會運動的人，同時也為自己的笨拙而感到自卑。她總是在意別人的目光，動作也是要做不做的，即使出汗了也寧願回家洗澡。I 女士自從開始運動後，就一直在意旁人，無法專注在自身運動上。

50 歲出頭的 J 先生是一名上班族，他覺得自己肚子越來越大，體力也越來越差，於是開始運動。J 先生擔心自己會意志不堅定，便找朋友一起運動。朋友已經健身一段時間了，能輕鬆完成困難的動作，心生羨慕的 J 先生便盲目跟著做，結果受傷了。

有如 I 女士和 J 先生的例子，運動時若在意他人目光或與別人比較，運動效果就會打折扣。**運動應該要認知當下的感覺，才能更加專注在自己身上。**認知行為治療可以透過認知過程來改變行為，以認知決定論的觀點來看，不只是所做的動作（行為）和愉悅的狀態（情緒）才重要，透過明確地認識某些事實（認知）也會使自己改變。當在做動作時，假如知道刺激的是哪些肌肉以及會發生什麼變化，就能更專注於運動，因此當你認知到運動過程時，就會消除雜念。

　　假設在公園散步，你可以去意識動作是否正確，去感覺腳後跟著地、腳掌著地，然後往大拇指方向推進的整個過程。這時，可以感覺看看是不是腳掌內側先觸地而非腳後跟？腳踝是否往下？腳後跟著地時，是否有一股肌肉力量抬起腳踝？腳掌著地時，體重是否均勻分布兩側？有無向內傾斜？也要意識到下巴、肩膀、胸部、腰部及骨盆的移動，還有手肘在擺動時是否保持對稱，走路是否有速度感。若能這樣集中注意力在身體上，心思就不會亂跑，只為自己而運動。

　　打高爾夫也是如此。握住球桿時，感受握把是否會晃動、手的施力如何、雙腿重心是否前傾或後傾；預備動作時，感受左腳重心如何；揮桿時，感受手腕和旋轉身體時是如何。跟只是揮舞相比，每一次都去意識的話，感覺就會不一樣，若能像這樣每個動作都去感知，就可以更加專注。

年近 60 歲的 K 女士，因為腳踝不好而開始復健，如今她已經可以穩定地做出單腳站立的動作。有天，K 女士在做單腳站立時，腳踝突然晃了一下，差點跌倒，我問她：「你當時是不是不專心？」她驚訝地回答：「我在想要買什麼食材做晚餐。」即使是擅長的動作，只要不專心就還是會做得不穩。如果一邊使用跑步機，一邊看電視，沒有感受身體動作，那麼運動效果也一定會大打折扣。

運動是為了自己的健康和快樂，假如意識到其他人或受到環境影響而無法集中注意力，就會變成機械式的運動。雖然正在做動作，但目標肌肉可能不會用到，而是用到其他肌肉。假使身體感到不舒服，就要換部位；假使感到疼痛，就要暫停改做其他運動。只有專注在身體上，才能發現這些問題。在運動時若能專注於自己，那麼不光是體力，還能發現自己發生的變化。

摘要筆記

1. 運動時專注於每個動作。比起只是單純做動作，在運動中感受自己的身體會更有效果。

2. 別在意旁人或周圍環境，找個適合運動的地方去專心運動吧！

運動一個月後
不放棄的方法

　　大多數人開始運動後，大概會至少努力 1 個月。剛開始運動時，會感覺到身體有些變化，覺得很滿意，並期待變得更好，因此更有幹勁，但過了 1 個月左右，很多人就會放棄了。雖然這 1 個月裡意志都很堅定，但漸漸會因為家庭活動、出差、聚會、有新興趣等原因，而變得沒有時間運動。此外，因疲勞和過度運動所造成的傷勢不斷累積，也會讓人想停止運動。「本來這次真的想好好運動的……」，看到這種狀況再度重演，不禁對自己感到失望。

　　也有不少人覺得運動 1 個月就已經算是很堅持了，但效果卻不如預期，便就此放棄。事實上，1 個月都進行高強度運動，可能會有短期效果，但若是低強度運動，就算過 1 個月也不會有太大變化。大部分運動都是從低強度開始，到 1 個月左右需提升至中強度時，就會放棄。一般來說，運動至少需持續 8-16 週，身體成分（體重、肌肉量、體脂率等）才會發生變化。40 歲以後開始運

動，最好從低、中強度開始，但是過 1 個月後，會覺得效果太慢而中途放棄，但若是做高強度運動，又可能會因太吃力或受傷而放棄，因此 1 個月算是一個關卡。

40 歲後的運動應以健康為目的，以保持活力的狀態為首要目標。為了奠定基礎體能，應從低強度到中強度，緩慢且持續的運動，切勿急躁。**為了能堅持運動超過 1 個月，應先檢視自己的生活模式、環境、體力、個性、目標等，再制定適合的運動標準，並且不過度勉強，這樣才能持續運動下去。**那麼，該如何才能持續運動呢？

多利用原有的生活模式和環境來運動

在通勤路上或工作場所抽出一些時間吧！站著時，可以做踮腳的動作，藉此訓練小腿肌肉；坐著時，可以做抬腿的動作，輕輕地訓練腹肌，或是簡單做些肩膀和手腕的伸展運動；走動時，可以擺動手肘和肩膀，加大步伐快走。拋開一定要在健身房才能運動的固有觀念吧！生活中也有很多空間可以做運動。

了解自己的身體狀態和體力

做適合自己身體狀態的運動才行，要是過於心急，運動就無法持續。當需要做柔軟度、肌力、平衡和心肺耐力的運動時，大家可能不清楚自己是哪個部分不足，這時可以透過 PART 3 的 6

項自我體能檢測，檢視不足的部分。假如在「坐姿體前彎」測試中彎不下去，就集中做下半身肌肉的柔軟度運動。假如在「單腳站立」測試中動作不穩，就做提高平衡感的運動。總之，了解身體有哪些方面不足，就可以更有目標的運動。

找到符合自己的性格和喜好的運動

安靜內向的人不妨從靜態瑜伽開始嘗試；活潑外向的人可以加入社團享受團體運動；想在大自然中運動，高爾夫和登山是不錯的選擇。請注意，並不是一定要在健身房才可以運動，運動不受場地、時間限制，先了解自己的性格和喜好，挑選可以輕鬆開始並堅持下去的運動吧！

設定目標很重要

有了目標才會有動力和熱情。如果年近 50 歲才開始運動，卻想變成像健美選手那樣，目標就可能難以實現了。假如只是盲目為了減肥而運動，失敗機率也會很高。設定目標的方法有「SMART」5 大原則：目標要具體（Specific），可衡量（Measurable），可實現（Attainable），與生活相關（Relevant），並要設定時間範圍（Time-bound）。

年近 60 歲的 L 女士，已經完成了旅行所需的交通和住宿等預訂，計畫在 6 個月後與好友一起去歐洲徒步旅遊。L 女士具體要求教練幫助她鍛鍊每天能步行 10 小時的體力（Specific）。「每天步行 10 小時」這種可衡量的運動（Measurable）是完全可以實現的（Attainable），這與她喜愛旅行和步行的生活也有相關（Relevant），而且旅行安排在 6 個月後，準備時間也很充足（Time-bound）。

不一定要像上例一樣按照「SMART」5 大原則來設定目標，設定「一輩子能健康且獨立行走」這樣的運動目標也是可以的，只要是可衡量、可實現並且考慮時間因素來運動即可。要有明確目標，才能堅持不懈地運動。若能有「一輩子不過度運動」的心態，就會更輕鬆自在。有如吃飯吃太快會消化不良，吃太多會反胃一樣，運動也是如此，所以要享受、適度、科學性的按照身體情況來運動，才能養成持續的運動習慣。

40 歲以後的運動，重點是不過度勉強和持之以恆。當第 1 階段的運動做著做著覺得太容易了，就可以進入第 2 階段，這沒有固定標準，自己判斷就可以了。如果能感受到運動後身體和心理上的變化而產生滿足感，就能一直堅持下去。應該抱持著「慢慢來，不急躁，長期運動才有效果」的心態，才能避免 1 個月就放棄的壞習慣。

每當新的一年開始，許多人都會立下目標，希望能持續運動，過健康的生活。我都會這樣告訴他們：「想成每三天就是新的一年來運動吧！」如果每三天就過一次年，這樣就算「三天打魚，兩天晒網」也還是能繼續維持運動。此外，我還會補上一句：「別天天運動。」因為天天運動容易疲累，身體也需要休息才能變得更好。與其每天運動，不如運動兩天休息一天，或運動三天休息一天，這樣分段運動比較好。就算運動一天休息一天的模式也無妨，重點是要持續運動，切勿過度勉強。

摘要筆記

1. 利用自己的生活模式和環境來運動。

2. 了解自己的體能狀況很重要。

3. 選擇適合自己性格和喜好的運動。

4. 試著利用「SMART」5 大原則來設定目標吧！

能讓身體變好的
正確呼吸方法

　　呼吸正確，身體就會變好嗎？答案是肯定的。呼吸正確，不僅可以改善心肺功能，還可以緩解壓力，甚至連頸部、肩膀、腰部都會變好。呼吸通常一天約發生 2 萬次左右，且是在無意識下自動發生，次數相當可觀。由於呼吸是受自律神經系統的影響而自然發生，假使呼吸方法不正確，就會導致身體代謝功能下降。運動時如果呼吸順序反了，反而會感到呼吸困難，甚至會暈眩。現在我們就來了解運動時，該如何呼吸才更有幫助吧！

　　當我向前來諮詢的人詢問：「您有做過運動嗎？」有些人會回答：「我只會呼吸。」這是用一種幽默方式來表達自己根本不運動。當評估呼吸是否正常時，大多數人的呼吸都是不正確的。人類每分鐘平均呼吸 14-15 次，一天大約呼吸 2 萬次。藉由呼吸，可使氧氣（O_2）和二氧化碳（CO_2）進出肺部，只有正確的呼吸和代謝平衡，才能透過肺、心臟、血液使全身循環順暢，從而變得健康。

呼吸受到二氧化碳濃度影響更大。當過度換氣，二氧化碳被大量排出，血液 pH 值上升至 7.4 以上時，會發生呼吸性鹼中毒，此時會出現頭暈、疲勞、虛脫、痙攣、感到恐懼等症狀。總而言之，呼吸時氧氣和二氧化碳的比例很重要。那麼，理想的呼吸條件有哪些呢？

呼氣的時間要比吸氣的時間長

自律神經的組成包括交感神經和副交感神經，交感神經使人體緊張興奮，副交感神經則使人體放鬆。吸氣受到交感神經的影響，呼氣則受到副交感神經的影響，這便意味著要好好呼氣，身體才能放鬆。吸氣和呼氣的比例最好是 1：1.5-2，並且要盡量用鼻子呼吸，而非用嘴巴呼吸。[12]

呼氣時，可以發出「呼～」的聲音，並延長呼氣時間，例如吸氣 2 秒、呼氣 3 秒，然後下次吸氣 3 秒、呼氣 5 秒，以此類推，逐漸延長呼氣時間，但也要注意若是呼氣過猛，可能會導致呼吸困難或頭暈。記得呼氣要比吸氣長，並且要「緩緩的、慢慢的」，以舒適的節奏逐漸延長，這就是關鍵。

吸氣時胸骨和肋骨向上和向前推移

吸氣時胸部和腹部會同時隆起，肋骨也會向側面擴張。如果吸氣時肩頸會用力或不舒服，就應該停止；呼氣時則相反，胸

部、腹部和肋骨之間的距離，應縮小到原來的狀態。參考下圖，將手放在胸部和腹部感受，或放在肋骨兩側進行確認。

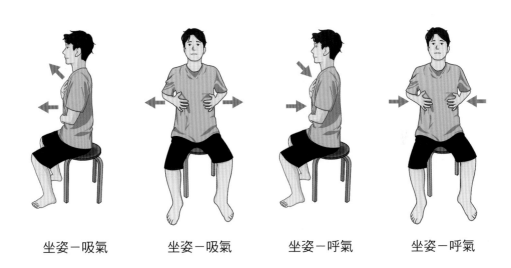

坐姿－吸氣　　　　坐姿－吸氣　　　　坐姿－呼氣　　　　坐姿－呼氣

呼吸與壓力有關嗎？當人們面對壓力時，交感神經會活絡起來，呼吸會變得急促，此時如果慢慢地深呼吸，副交感神經就會活絡，身體就會放鬆，因此呼吸有助於調節壓力。在棒球比賽中，投手在投球前會先深呼吸後，再進行投球動作，原理也在於此。在公司與同事發生爭執時會感到煩躁，呼吸也會變得急促，此時本能的深呼吸可以幫助安定情緒，也是同樣的道理。因此，讓深呼吸變成一種習慣，藉此調節壓力吧！

平時呼吸要正常，而運動時也要適當呼吸，效果才會更好。進行伸展運動時，在肌肉拉伸狀態下，發出「呼」的聲音呼氣，可以達成更好的放鬆效果，而且這時要保持姿勢，慢慢地吐氣到最後。進行阻力訓練時，舉重時要吐氣，回來時要吸氣。如果呼吸不當或相反，就可能導致呼吸困難、血壓升高和頭暈。根據運動形式不同，呼吸方法也不一樣，100 公尺這類短距離賽跑，摒住呼吸來跑步是更有效的，至於長距離賽跑則要用口鼻適當呼吸。根據不同運動形式使用適合呼吸方式，才能避免運動傷害，並提高運動效果。

摘要筆記

1. 在不運動時，試著做一些深呼吸，有助於促進身體血液循環和新陳代謝功能。在面對壓力和焦慮不安等情況時，也可以透過呼吸來調節。

2. 在運動時，需根據伸展運動、阻力運動或有氧運動等不同種類，選擇適當的呼吸方式。

40 歲以後適用的
運動 4 步驟

　　40 歲後的運動應按照「柔軟度－肌力－平衡－心肺耐力」依序進行。由於坐著的時間增加，身體活動不夠，肌肉和關節變得僵硬緊繃，因此在進行肌力訓練前，要先確保有足夠的柔軟度，才能減少損傷發生。為了鍛鍊肌肉量和肌力，有必要進行肌力訓練。為了預防跌倒，需要進行平衡感訓練。最後，藉由有氧運動來提高心肺耐力，效率就會倍增。可以的話，建議遵照此順序來運動，若時間不夠，可以先集中在自己最欠缺的方面。

步驟 1：柔軟度運動

　　柔軟度是指身體可以靈活運動的能力。40 歲以後，柔軟度會下降得更快。在日常生活中，重複的動作和長時間不動會導致關節、肌肉和肌腱變得僵硬緊繃。然而，老化也是其中一個原因，老化會導致組織水分減少，肌肉和肌腱的成分發生變化。此外，如果受傷後沒有及時護理，在恢復過程中就會形成組織沾黏，**因此為了預防受傷，在運動前應該先做柔軟度運動。**

柔軟度下降通常會以關節為基準來說明。在膝蓋彎曲的動作（屈曲）中，關節活動範圍通常為 130-140 度，如果只有 120 度，就被認為柔軟度不足。關節本身固然要柔軟，但因為骨頭和骨頭之間的組織構成了關節，而肌肉和肌腱附著在骨頭上，因此它們扮演的角色非常重要。肌肉在平時要柔軟，在出力時則要收縮變得硬實才是好狀態。**肌肉可以分為僵硬、緊繃或結塊的狀態，當肌肉僵硬時，如果直接做靜態伸展就可能會拉傷。**

肌肉僵硬的部位，應該先用手或泡棉滾筒予以放鬆。**如果肌肉僵硬或嚴重結塊，就算做伸展，該部位也不會伸展開來，所以應集中放鬆僵硬或結塊的部位，在充分緩解後再伸展，這樣可以降低受傷風險，也更有效。**在運動前應避免靜態伸展，因為靜態伸展如果過度拉伸，肌肉會為了保護身體而反射性的變得更短，因此靜態伸展應在進行肌力訓練的中途休息時間或運動結束後再做，才會有效果。

當身體處於柔軟度下降的狀態，肌力無法完全強化。如果只能移動到 70 度，那麼肌力也只能鍛鍊到 70 度。在肌肉拉長的過程中出力（離心收縮），肌力會更強，因此為了增加肌力和預防損傷，應先做柔軟度運動。

〈伸展時的注意事項〉

• 伸展時要感覺到肌肉有輕微的拉扯感。如果感到疼痛，可能是組織受損，不過度勉強。

• 每次至少保持 30 秒，才能充分伸展。

• 伸展時不應像彈簧一樣產生反彈。在產生反彈時，可能會瞬間拉扯僵硬的肌肉和肌腱而造成撕裂情況，所以應該慢慢的、溫和的進行伸展。

步驟 2：肌力運動

　　雖然走路、跑步等有氧運動也很重要，但 40 歲後的人一定要做肌力訓練。肌力是指肌肉用力的程度，肌力訓練可以使用器材，也可以徒手進行。**尤其徒手運動是利用自身的體重來對抗某種負荷和阻力，所以可以更好的使用到身體，**而且徒手運動在任何地方都可以進行，不需花費任何費用。40 歲之後，肌肉每年會流失 1%，所以肌力訓練更加必要。雖然單憑攝取蛋白質也可以增加肌肉量，但效果有限。除了肌肉量以外，同時還要強化肌力和生理活動表現，才能延緩肌少症的發生。

　　骨骼在受到一定重量的負荷時，骨質密度就會增加，而肌力運動恰好可以刺激骨骼生長，從而預防骨質疏鬆症。**在 40 歲之後，若想要維持良好姿勢、提高步行速度、預防跌倒，就需要強化肌肉，而肌力運動便是不可或缺的。**

若從剛開始就進行高強度的肌力運動，會導致疼痛和肌肉骨骼系統的問題，因此應從低強度開始。即使只是做一個動作，也要用正確姿勢來做才有效果。如果在運動過程中有疼痛狀況，便可能是姿勢不正確或身體出問題的警訊，應立即停止。如果是剛開始進行肌力運動，最好可以先從徒手的方式開始，等熟悉後再使用槓鈴、啞鈴、彈力帶等器材或設備，進行更多元的訓練。

步驟 3：平衡運動

因為跌倒大多發生在 60、70 歲以後，人們會覺得還很遙遠，所以不會特別做平衡運動。如果等上了年紀、平衡感下降後，才做肌力運動和走路、跑步等心肺耐力運動，效果就會大打折扣。**平衡感若良好，不僅有助於預防跌倒，在進行肌力運動時也可以保持姿勢，進行心肺耐力運動時，還能降低扭傷腳踝等風險。**

為了保持良好的身體平衡，眼睛（視覺）、耳朵（前庭器官）、小腦和本體感覺都扮演著重要角色。[13] 以下來依序介紹：

- 我們透過眼睛來保持平衡，若是閉眼單腳站立，或是待在黑暗處，就會很難保持平衡。
- 耳朵前庭系統中的三半規管會影響平衡。三半規管可以感知身體的加速和減速，也能感知旋轉，從而保持平衡。
- 小腦參與身體的平衡的功能，若小腦產生病變，會導致平衡失調。

• 本體感覺的接受器分布在肌肉、肌腱、韌帶、軟骨等肌肉骨骼系統中。本體感覺可以讓自己察覺身體的位置和運動狀態，也能感知關節和四肢在空間中的位置，並讓自己維持直立姿勢。

根據與平衡有關的研究顯示，肌力運動和平衡運動並行，跌倒風險可降低 45％。[14]強化腳踝和髖關節周圍肌肉的肌力並增加平衡運動，平衡感就能變得更好，而且運動時保持姿勢的能力也會提高。在平衡感改善後，進行柔軟度、肌力和心肺耐力運動時會更加穩定。建議不要直接做單腳站立的動作，應先有足夠的肌力運動，再進行站立平衡訓練，以避免跌倒。

步驟 4：心肺耐力運動

心肺耐力是指心臟和肺功能可以長時間使用的能力。25 歲以後，身體攝取氧氣的能力每 10 年會減少 5-15％；[15]70 歲時，肺活量通常會下降到 20 歲的 60％左右。[16]根據美國心臟病學會期刊（Journal of the American College of Cardiology），新奧爾良研究小組發表的研究顯示，每週 30-60 分鐘的慢跑可降低早期死亡率約30％，心臟麻痺或腦中風導致的死亡率也降低了 45％，[17]也就是說，即使只是輕鬆跑步也能降低死亡率。

步行也可以提升心肺耐力。在 40 歲後，可以從步行，再到

慢跑，漸進性的鍛鍊心肺耐力。即使基礎體能不足，步行仍可以在生活中毫無負擔的開始，但跑步不行。跑步需要有柔軟度、肌力和平衡等基礎體能的支持，才能安全的提升心肺耐力。在進行心肺耐力運動時，不要一次做太多，如果有疼痛就要立即停止。

根據運動的順序、種類和形式會產生不同效果。40 歲以後的運動，最好從柔軟度運動開始，先讓缺乏運動而僵硬的身體變得柔軟。為了延緩肌少症，肌力運動不可少，以大肌肉群為主，從低強度到中強度逐步進行。接下來做各種平衡練習，同時加強平衡所需的腳踝和臀部肌肉。最後，從步行到跑步以漸進方式進行心肺耐力運動，這樣才能培養體能，為高齡時代做好準備。

摘要筆記

1. 最好以「柔軟度－肌力－平衡－心肺耐力」等順序進行運動，若只集中做一種運動形式，很難保持身體平衡。
2. 需要進行多數人會忽略的平衡運動，有助於預防跌倒。

運動員的急救
處理方法（R.I.C.E）

當運動時發生肌肉、肌腱、韌帶等組織破裂這類的嚴重傷害時，應停止運動並立即就醫。突然感到頭暈或呼吸困難等心肺症狀時也是一樣。在運動過程中經常會發生輕微受傷的情況，例如摔倒、碰撞或疼痛，如果傷勢輕微，事先學習簡單急救方法就可以防止情況加重。**運動員會使用休息**（Rest）、**冰敷**（Ice）、**壓迫**（Compression）、**抬高**（Elevation），**稱為「R.I.C.E」的方法來處理，以下就來逐一了解。**

休息（Rest）

當發生運動傷害時，為了防止受傷部位繼續惡化，應立即停止並保持靜止狀態。首先應避免移動，並盡量採取身體最舒適的姿勢。如果傷勢嚴重，應使用夾板或支架固定，避免動到受傷部位；假如傷勢輕微，則要緩慢且持續活動受傷的關節，並輕輕活動肌肉，好讓在癒合過程中盡量減少受傷面積，並防止組織變硬、纖維化。

冰敷（Ice）

冰敷會讓受傷部位的血管收縮，有助於減少腫脹，並減輕疼痛。腫脹減少後，動作會比較舒服，發炎反應也會減少。在棒球比賽中，先發投手在投球退場後，會在肩膀上冰敷和休息，這便是為了預防持續投球造成的損傷或發炎。在足球比賽中，球員受傷退場後在板凳區冰敷的情況也很常見。

〈冰敷時注意事項〉

- 切勿將冰塊直接放在受傷部位，可能會讓水分滲入傷口，或因低溫而導致凍傷。
- 將冰塊平鋪在塑膠袋中，再用薄毛巾包起來，每次冰敷 10-15 分鐘，可以一天多次。
- 在受傷的 72 小時內冰敷，待紅腫熱痛等症狀消退後，即可改採熱敷。如果在受傷後立即熱敷，可能會使發炎更嚴重。

壓迫（Compression）

壓迫有助於減少受傷部位腫脹。用彈性繃帶從肢體末端往心臟方向包紮傷口，做局部壓迫，可以減少內部出血與組織液滲出，也具有固定受傷部位、防止過度活動的效果。需注意不要纏得太緊，以免影響血液循環，如果覺得太緊，應解開繃帶重新包紮。建議在家中準備彈性繃帶，以備不時之需。

抬高（Elevation）

指受傷部位抬高至高於心臟的位置，可幫助積聚於受傷部位

的組織液回流，避免受傷部位過度腫脹。若是配合壓迫，效果會更好。長時間走路或跑步後腿部腫脹，用大枕頭將腿抬高至高於心臟的位置，也可以幫助消腫和促進循環。

運動時摔倒，皮膚被粗糙地面擦傷，也不能置之不理，因為可能會發生二次感染，因此需要用流動的水或滅菌的生理食鹽水沖洗傷口，以去除髒汙。出血量大時要進行壓迫，並將受傷部位抬高至高於心臟的位置，才能防止惡化。

如果要再追加一項的話，在受傷部位周圍輕柔按摩（massage）也是不錯的方法。受傷後切勿立刻在受傷部位按摩，這樣可能會讓發炎更嚴重。等到消腫、消炎後，才可以稍微按摩受傷部位。傷口組織經過發炎反應，在癒合過程中會形成疤痕並相互沾黏，而沾黏會使組織變硬，因此可以藉由按摩來改善。在運動前，應做好充分的準備，並在平時透過肌肉、肌腱和關節等柔軟度運動，使其變得柔軟。

摘要筆記

1. 要熟悉「R.I.C.E」方法，以便在身體不適或緊急情況時妥善處理。

2. 在運動前，應先檢查地面是否崎嶇不平，或旁邊是否有障礙物。為了應對獨自受傷時，需要他人協助的情況，手機應就近放在身邊。

每種慢性病都有
運動重點

　　40 歲以後，慢性病就會開始出現。慢性病是指疾病發生經過 3 個月以上，難以確定原因的疾病。慢性病的起因有很多，但主要都是因為營養過剩和缺乏運動所導致的代謝異常。根據韓國疾病管理本部在 2018 年發表的《慢性病現狀與議題》報告指出，總死亡人數的 80.8％是因慢性病引起，外傷占 10％，感染性疾病占 9.2％。在韓國 10 大死因中，慢性病就占了 7 項，因此慢性病的防治更是刻不容緩。

　　世界衛生組織（WHO）公布的疾病負擔排名，最高的四種慢性病是「腦心血管疾病、糖尿病、慢性呼吸道疾病、癌症」。根據韓國的保健福祉部調查顯示，高血壓、糖尿病、血脂異常、肥胖等慢性病患者人數，占成年總人口的 30-40％。

　　40 歲以後，應透過定期健康檢查來檢視是否有慢性病。在不知道自己有慢性病的情況下過度運動，往往會出現問題。

慢性病盛行率

病名	原因	男性	女性
高血壓（2016）	30 歲以上，血壓 140/90 mm Hg ↑	36.0%	22.9%
糖尿病（2016）	空腹血糖 126 mg/dl ↑	12.9%	8.6%
血脂異常（2018）	總膽固醇 240 mg/dl ↑	20.2%	18.3%
肥胖（2018）	19 歲以上，體脂肪 25% ↑	42.3%	26.4%

- 有高血壓的情況：在做肌力運動時，應從較輕的重量開始，再分階段增加。如果從高強度開始或是習慣憋氣，可能會導致血壓突然上升。

- 有糖尿病的情況：應避免空腹運動，否則容易導致低血糖。建議進食後 30 分鐘再運動。

- 有心血管疾病的情況：應避免在早晨寒冷的天氣下運動，因為低溫會導致血管收縮，使血管變窄或堵塞，血液循環不良可能會致命。

世界權威的美國運動醫學會（ACSM：American College of Sports Medicine）提出了運動指南，許多國家都以此來制定運動方案。**運動時可參考 ACSM 指南，但仍應根據情況調整，或在感到不適時立即停止，而且別忘記根據醫生的檢查和處方變更運動程度。**

根據 ACSM 指南來看看韓國常見的「高血壓、糖尿病、血脂異常、肥胖」等慢性病的運動建議。[18]下表依照「頻率

Frequency、強度 Intensity、時間 Time、形式 Type（F.I.T.T.）」加以
羅列，了解一些簡單的注意事項和特點。

高血壓

　　高血壓患者應以有氧運動為主，有氧運動可以使血壓下降
5-7mmHg，或是有氧運動也可以用中強度的阻力運動代替。

頻率	・有氧運動（心肺耐力運動）盡量每天進行。 ・阻力運動（肌力運動）每週 2-3 次。
強度	・有氧運動達中強度（40-60%）。 ・阻力運動達 1RM 的 60-80%。
時間	・每天做 30-60 分鐘有氧運動。若是間歇進行，至少每次 10 分鐘，共做 30-60 分鐘。 ・阻力運動至少一組（set），每組 8-12 次。
形式	・以走路、慢跑、騎自行車、游泳等有氧運動進行。 ・阻力運動用主要肌群做 8-10 個不同動作。
注意事項	・高血壓嚴重或無法控制的人應就醫治療，服用降血壓藥並測量血壓數值後，再進行運動。 ・有氧運動的降血壓效果是立即的（運動後低血壓），需事先向患者說明。 ・若有貧血性疾病和其他疾病，應根據該疾病調整運動強度。

糖尿病

糖尿病分為第一型糖尿病和第二型糖尿病。第一型糖尿病患者在運動時應注重心血管健康和體能，第二型糖尿病患者應注重健康的減重和降低血糖。

頻率	・有氧運動每週 3-7 次。 ・阻力運動每週 2-3 次（每次運動之間至少休息 48 小時）。
強度	・有氧運動達運動自覺度 12-16 級（中強度）。 ・阻力運動達 1RM 的 60-80%。
時間	・有氧運動每週共 150 分鐘。若為獲得額外的健康效益，可進行 300 分鐘（以上）的中強度身體活動。 ・阻力運動每次 2-3 組，每組 8-12 次。
形式	・以大肌群為主，根據個人興趣選擇運動方案。 ・阻力運動用主要肌群做 8-10 個不同動作。
注意事項	・出現低血糖相關症狀，如頭暈、無力、噁心、冒冷汗、嘴唇和手指發麻、焦慮、飢餓感等，請立即停止運動。 ・在運動前和運動中調整運動方案時，應檢查血糖數值。 ・如果正在服用胰島素或降血糖藥，需考慮運動時機。在胰島素作用最強時不建議運動，以免出現低血糖的情況。 ・盡可能每天定時規律運動。 ・避免在運動部位注射胰島素。 ・使用運動自覺度（RPE）來評估運動強度，因為運動時心率和血壓的反應會變遲鈍。

血脂異常

　　指血液中脂質（脂肪成分）或脂蛋白過多，導致代謝異常的狀態。高三酸甘油脂、高血脂症、高膽固醇血症等都屬於血脂異常，通常會說膽固醇過高或數值不好。膽固醇偏高表示「低密度脂蛋白（LDL）膽固醇數值升高的狀態」，低密度脂蛋白膽固醇與動脈硬化的誘發有密切關係，高密度脂蛋白膽固醇則是好的膽固醇，具有預防動脈硬化的效果，因此應該降低低密度脂蛋白膽固醇數值，提高高密度脂蛋白（HDL）膽固醇數值。

頻率	・每週 5 天以上。
強度	・低、中強度（40～75％）的有氧運動。
時間	・每次 30-60 分鐘。為了減輕或維持體重，建議每日 50-60 分鐘或以上。
形式	・必須有包含大肌群的有氧運動。 ・應包括阻力運動，以作為平衡運動的一部分。
注意事項	・服用可能引起肌肉損傷的降血脂藥物，或許會產生肌肉無力等副作用，應先諮詢醫師。

肥胖

　　肥胖與許多慢性病息息相關，包含腦血管疾病、糖尿病、各種癌症及多數肌肉骨骼系統的疾病等。

頻率	・為了以最大程度消耗卡路里，每週需運動 5 天。
強度	・建議從中強度到高強度。起初從中強度運動開始，適應後逐漸提升至高強度。
時間	・每次 30-60 分鐘，每週總計 150 分鐘。若想增加效果，可將中強度運動增加至每週 300 分鐘，或每週 150 分鐘的高強度運動。
形式	・必須有包含大肌群的有氧運動。 ・應包括阻力運動。
注意事項	・逐漸增加身體活動時間至每週 250-300 分鐘，或每週 5 天、每次 50～60 分鐘。需長期持續運動才能達到減重效果。 ・為了持續減重，也需改變飲食習慣（每天減少攝取 500-1000 大卡）。 ・把握與保健專家、營養師、運動專家等進行討論的機會。

摘要筆記

1. 運動時應熟知不同慢性病的注意事項，注意身體狀況。

2. 改變生活習慣與運動並行，慢性病的改善效果才會更好。

3. 慢性病需定期檢查，適當服用處方藥。當身體狀態有變化時，應向醫生諮詢，並調整運動量。

為迎接高齡時代，
像存退休金那樣運動

　　運動有各種目的，但 40 歲之後，運動應以健康為首要目標。如果像 20、30 歲那樣為了樂趣而進行過度的高強度運動，會容易導致肌肉骨骼系統的疼痛，所以超過 40 歲的人應該改變運動方式，並適度的持續運動，才會有更好的效果。我們之所以採取由低強度開始，再逐漸提升至中強度，原因就在於此。如果都用一樣的方式運動，必定會效果不彰，因此需要根據年齡層選擇適合的運動。

　　40 歲以後，運動需著重於強化基礎體能，以預防和控制慢性病。基礎體能充分提升後，在不過度勉強的範圍內進行喜歡的運動。只做低、中強度的運動，想必有些人是看不上，但需要重新思考的一點是：做高強度運動，可能更常導致組織損傷，反而導致無法運動。如今已是高齡時代，平均壽命正在變長，與健康壽命的差距也越大，所以長壽或許會是痛苦的。如果想縮小差距，就應在 40 歲過後的時期，培養健康的運動習慣。

我們做著有價值的工作，藉此獲得成就感，若以現實角度來看，工作是為了能過更輕鬆、更快樂的生活。我們工作賺錢，然後嘗試各種投資理財方法，例如存款、房地產、股票、基金、保險、退休金等，其中退休金是指在工作期間儲存一定金額，然後在退休後每月從中領取部分金錢來使用，以確保退休生活的穩定。退休金不是為了立即賺取大筆錢財，而 40 歲以後的運動也是如此。**如果現在開始持續運動，就不怕因老化導致的骨質密度降低、肌肉量減少、肌力下降或慢性病等引起的問題，可以好好預防和管控。將運動視為一種儲蓄退休金的概念就對了！更重要的是，到生命結束為止，都能獨立自理生活。**

為自己而運動，有如個人的退休金，這不同於國家保障的國民年金或公司給予的退職金，是自己依需求去選擇並持之以恆，才能在老年時看到效果。這不僅需要毅力，還要從可以負擔的程度開始，才能持續進行下去。低、中強度的運動雖然不會立即看見成效，但長期累積之後，效果將會倍增，尤其運動成效的差異，會隨著年齡增長而變得越明顯。

81 歲的 M 女士在 30 歲出頭時，接受膽囊切除手術，之後便出現循環障礙的問題。從那時起，M 女士為了健康做了各種努力，其中也包含運動。當然她原本就有慢性疾病，膝蓋有些不方便，但她一直以來都能獨立生活，經常出門與好友聚會，甚至還能輕鬆劈腿，可見柔軟度很不錯。手術後至今，她一直關注自己身體狀態，並適度努力運動，如今的她已經能過上健康的生活。

62 歲的 N 女士原本身體相當健康，上醫院的次數用手指頭可以數得出來。當超過 60 歲後，她開始消瘦、變得虛弱，於是待在家裡坐著看電視或躺臥休息的時間變得很多。她擔心自己得了嚴重病症，便去醫院檢查，結果並沒有什麼疾病，不過由於肌肉量嚴重不足，醫生建議她運動。原本不做運動的她，只動幾下就感到吃力，她語帶後悔地說：「我應該早一點開始運動的。」到了 60 歲才要做不習慣的運動，這本身就需要很多努力，因此早一點開始運動是更好的。

　　這兩位女士的年齡約相差 20 歲，但是 81 歲的 M 女士在體力和身體功能方面都遠優於 62 歲的 N 女士。除了個人體質差異外，也取決於她們有多早開始做運動。每個人的基礎體能差異很大，這與年齡無關，若有罹患疾病或發生過意外，差異可能會更大。有些人體力較差，只希望能做 1 個伏地挺身就好；有些人體力較好，一開始就希望能做到 50 個深蹲。年齡和健康不成正比，所以應根據自己體能水準來運動並持之以恆。

運動的效果就像退休金一樣，時間越久，威力越大，所以最好趁年輕就趕快開始運動，重要的是要持之以恆並且要適度。如果運動太激烈，雖然身體當下看起來不錯，但停止運動後體能又會下降回去。在人生結束前，都以能獨立生活為目標來運動吧！也就是不依賴他人的幫助，可以自理生活的狀態。不僅是運動，飲食習慣、生活習慣、生活環境也是一樣，但願有更多人為了健康提早開始努力，這樣在高齡時代才會更加安穩舒適。

摘要筆記

1. 面臨高齡時代需要持續且適度的運動，而且應該像存退休金那樣運動。
2. 40 歲之後，飲食習慣、生活習慣和生活環境都會影響健康壽命，因此跟運動一樣都需要花心思。

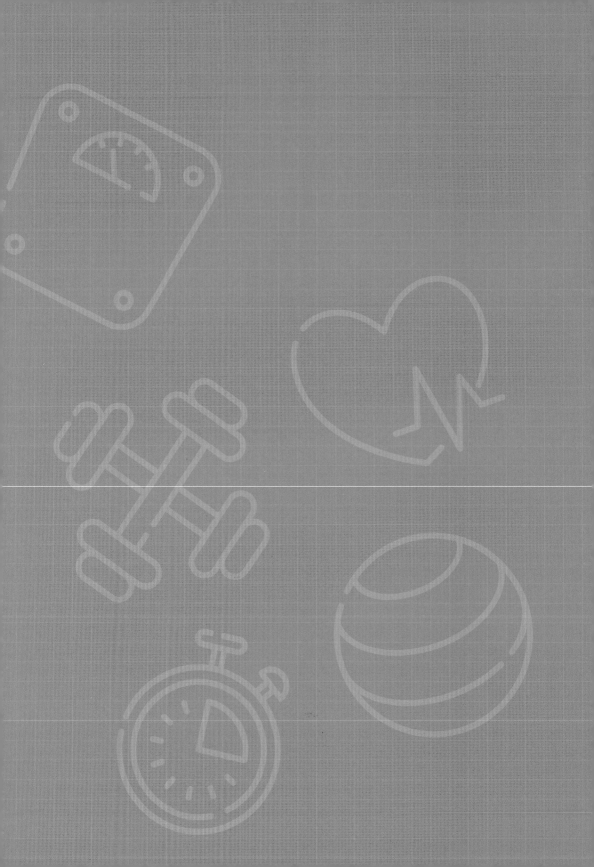

PART 3

用 6 項體能檢測項目，
判定自己的健康狀態

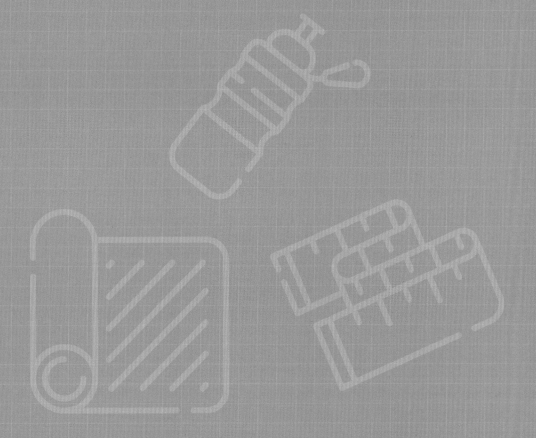

檢測自己的
體能狀態

在開始運動前，為了知道身體狀況，通常需要進行體能檢測。對於 40 歲後的運動新手來說，一般成人體能檢測可能會有點吃力，而且需要寬敞空間和設備，因此實際上在家裡自己測試會有難度。

成年期（19～64歲）**體能檢測項目**（韓國國民體育振興公團制定）

類別	要素		測評項目
體能	健康相關體能	肌力	相對握力
		肌耐力	屈膝仰臥起坐
		心肺耐力	耐力折返跑
		柔軟度	坐姿體前彎（公分）
	敏捷性		折返跑
	爆發力		原地跳躍

年長者體能測驗（SFT：Senior Fitness Test）可以簡單自行評估。這項測試由美國加利福尼亞州立大學開發，在美國、加拿大、澳洲、挪威、西班牙、葡萄牙、日本、中國等各國被實際應用。這項評估是基於 60-94 歲受試者所測得的標準值，可以從健康和體能的層面，了解在日常中所需的體力要素和身體功能。

40 歲後初次開始運動或體力極差的人，如果無法達到 60-64 歲的標準，便可視為一種警訊。在這項自我體能測驗中，應要超越 60-64 歲的標準。

年長者體能測驗（SFT）：男性標準

各年齡段正常範圍分數（男性）							
測試項目	60～64 歲	65～69 歲	70～74 歲	75～79 歲	80～84 歲	85～89 歲	90～94 歲
30 秒坐姿起立（次）	14～19	12～18	12～17	11～17	10～15	8～14	7～12
30 秒舉啞鈴（次）	16～22	15～21	14～21	13～19	13～19	11～17	10～14
2 分鐘原地踏步（次）	87～115	86～116	80～110	73～109	71～103	59～91	52～86
椅子坐姿體前彎(公分)	-2.5～+4.0	-3.0～+3.0	-3.0～+3.0	-4.0～+2.0	-5.5～+1.5	-5.5～+0.5	-6.5～+0.5
雙手背後相扣(公分)	-6.5～0.0	-7.5～-1.0	-8.0～-1.0	-9.0～-2.0	-9.5～-2.0	-9.5～-3.0	-10.5～-4.0

年長者體能測驗（SFT）：男性標準

測試項目（男性）	3 次平均	50～59 歲	60～69 歲	70～79 歲	80～89 歲
單腳站立（秒）	睜眼 3 次	36	25.1	11.3	7.4
	閉眼 3 次	5	2.5	2.2	1.4

年長者體能測驗（SFT）：女性標準

各年齡段正常範圍分數（女性）						
測試項目	60～64 歲	65～69 歲	70～74 歲	75～79 歲	80～84 歲	85～89 歲	90～94 歲
30 秒坐姿起立（次）	12～17	11～16	10～15	10～15	9～14	8～13	4～11
30 秒舉啞鈴（次）	13～19	12～18	12～17	11～17	10～16	10～15	8～13
2 分鐘原地踏步（次）	75～107	73～107	68～101	68～100	60～90	55～85	44～72
椅子坐姿體前彎(公分)	-0.5～+5.0	-0.5～+4.5	-1.0～+4.0	-1.5～+3.5	-2.0～+3.0	-2.5～+2.5	-4.5～+1.0
雙手背後相扣（公分）	-3.0～+1.5	-3.5～+1.5	-4.0～+1.0	-5.0～+0.5	-5.5～+0.0	-7.0～-1.0	-8.0～-1.0

年長者體能測驗（SFT）：女性標準

測試項目（女性）	3 次平均	50～59 歲	60～69 歲	70～79 歲	80～89 歲
單腳站立（秒）	睜眼 3 次	38.1	28.7	18.3	5.6
	閉眼 3 次	4.5	3.1	1.3	1.3

資料：Roberta E. Rikli & C. Jessie Jones, Senior Fitness Test Manual [19]

運動難易度　★★☆☆☆

1 測試目的

- 測量下肢肌力。

2 方法

- 坐在椅子上，雙手交叉並放在胸前，計算在 30 秒內能完成的起立坐下次數。

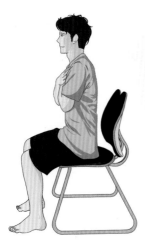

①起始姿勢

- 背挺直坐在椅子上。
- 將雙手交叉放在胸前。

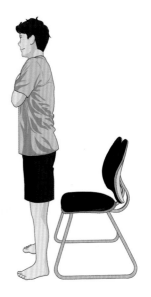

②運動姿勢

- 從椅子上站起來。
- 站立時，上半身挺直。
- 重複進行 30 秒。

3 注意事項

- 準備穩固的椅子，在安全環境中進行。
- 中途休息也無妨，但時間繼續計算。

★ 在 30 秒內男性應能完成 20 次，女性應能完成 18 次。

30 秒舉啞鈴

1 測試目的

- 測量上肢肌力。

2 方法

- 男性使用 3 公斤啞鈴，女性使用 2 公斤啞鈴。
- 單手（非慣用手）抓住啞鈴。
- 手肘盡可能彎曲和伸直，計算 30 秒內完成的次數。

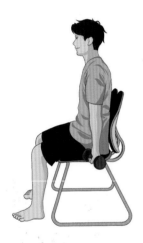

① 起始姿勢

- 背挺直坐在椅子上。
- 手抓啞鈴，手肘伸直。

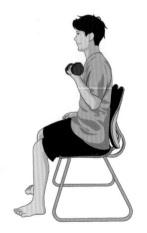

② 運動姿勢

- 將手肘彎曲到底。
- 重複進行 30 秒。

3 注意事項

- 準備穩固的椅子，在安全的環境中進行。
- 中途休息也無妨，但時間繼續計算。

★ 在 30 秒內男性應能完成 23 次，女性應能完成 20 次。

2 分鐘原地踏步

1 測試目的

- 測量全身耐力。

2 方法

- 以自己大腿中間的高度,在牆壁上做記號。
- 交替抬起左右膝蓋至標記的高度,計算 2 分鐘內完成的次數。

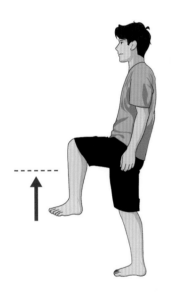

① 起始姿勢

- 身體站直,直視前方。
- 抬起左腿至標記處。

② 運動姿勢

- 抬起右腿至標記處。
- 務必左右輪流抬起膝蓋。
- 進行 2 分鐘。

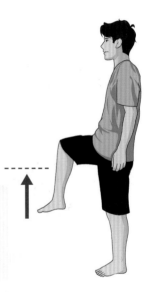

3 注意事項

- 如果未將腿抬高至標記處,則不計入次數。
- 膝蓋抬得比圖示的標記線還高也無妨。
- 中途休息也無妨,但時間繼續計算。
- 小心不要摔倒。

★ 在 2 分鐘內男性應能完成 116 次,女性應能完成 108 次。

椅子坐姿體前彎

運動難易度 ★★☆☆☆

1 測試目的

- 測量下肢柔軟度。

2 方法

- 坐在椅子上，一條腿伸直，身體前傾，指尖觸及腳尖的位置，進行測量。
- 指尖超過腳尖記為「＋」，未觸及則記為「－」。

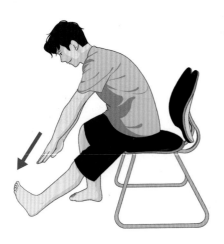

①起始姿勢

- 坐在椅子上，雙手上下重疊並向前伸。
- 將欲測量的腿伸直。

②運動姿勢

- 彎腰伸手。
- 指尖盡可能伸至腳尖或超過。
- 腳踝盡可能向身體拉近。
- 左右兩邊都測試。

3 注意事項

- 準備穩固的椅子，在安全環境中進行。
- 身體前傾的狀態下，測量時間不應超過 10 秒。

★ 男性應能達到 +4 公分，女性應能達到 +5 公分。

雙手背後相扣

運動難易度 ★★☆☆☆

1 測試目的

- 測量肩膀柔軟度。

2 方法

- 雙手以相反方向繞到背後，使手指互相觸碰，並測量指間距離。
- 手指觸碰記為「＋」，未碰觸則記為「－」。

①起始姿勢
- 身體直立，直視前方。

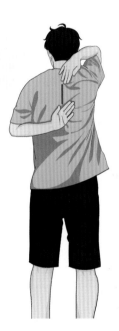

②運動姿勢
- 其中一隻手往上舉過肩膀，彎曲肘部。
- 另一隻手向下繞到背後，同樣彎曲肘部。
- 手指盡可能互相觸碰，測量指尖之間的距離。
- 左右兩邊都測試。

3 注意事項

- 不要為了讓手互觸而過度低頭或凹背。
- 手臂繞到背後的狀態下，測量時間不應超過 10 秒。

★ 男性應能達到 0 公分，女性應能達到 +1.5 公分。

單腳站立

運動難易度 ★★☆☆☆

▣ 測試目的

- 評估均衡性（平衡感）。

▣ 方法

- 測量單腳站立的時間。
- 抬起的腳接觸地面時，即停止計時。

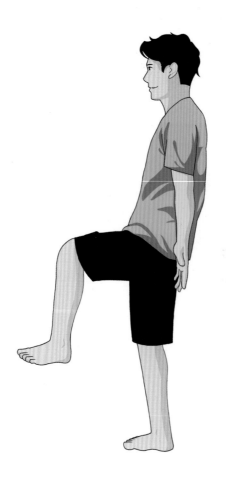

①起始姿勢
- 身體直立，直視前方。
- 抬起一邊的膝蓋，用單腳站立。

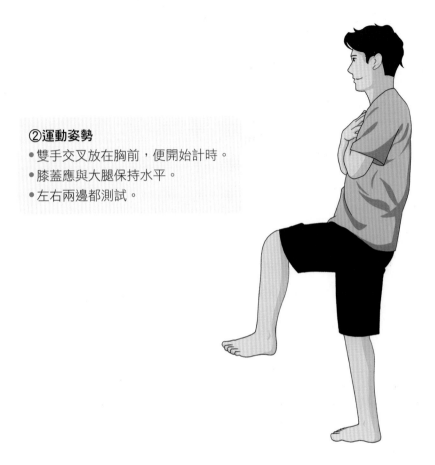

②運動姿勢

● 雙手交叉放在胸前，便開始計時。

● 膝蓋應與大腿保持水平。

● 左右兩邊都測試。

3 **注意事項**

● 小心不要跌倒。

● 閉眼單腳站立有一定的風險存在，張開眼睛即可。

● 測量 3 次，記錄平均值。

★ 男性應能達到 36 秒，女性應能達到 38.1 秒。

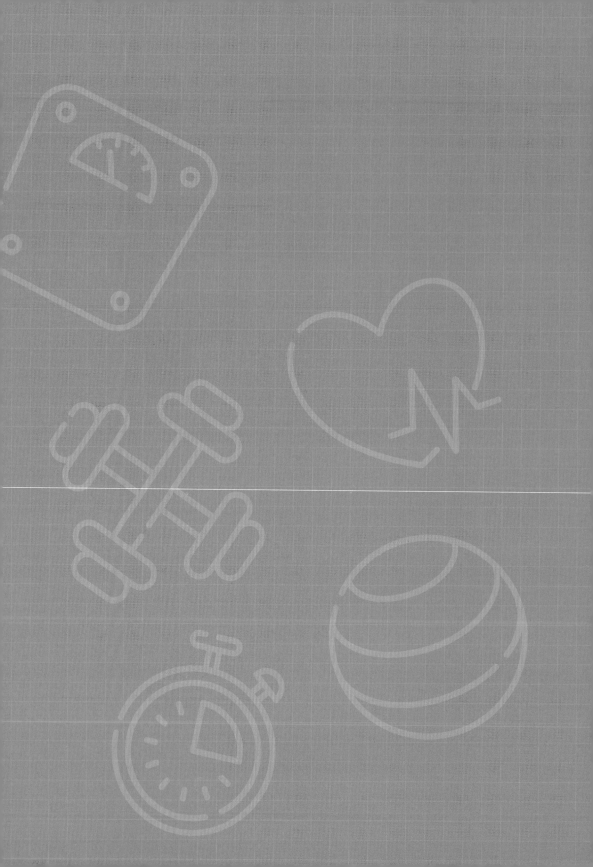

PART 4

柔軟度運動：
放鬆僵硬肌肉✕
改善身體活動度

頸部肌肉放鬆

運動難易度 ★☆☆☆☆

　　頸部由 7 節脊椎骨（頸椎骨）組成。以駝背的姿勢抬頭或轉頭時，頸部後方的肌肉會變得緊繃。如果以枕骨為中心來放鬆肌肉，可以改善活動度，這時若輕輕施加壓力來放鬆效果最好。

1 運動目的

- 放鬆枕骨下肌群和頸部後側的肌肉，改善關節的活動度。

2 運動方法

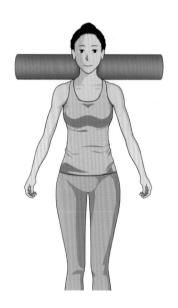

①起始姿勢

- 仰躺。
- 將泡棉滾筒放在枕骨下方。
- 利用頭部重量壓住枕骨下方的肌肉（枕骨下肌群）。

Tip
★ 固定泡棉滾筒，不要滑動。

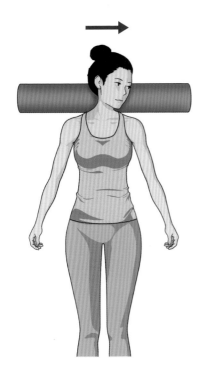 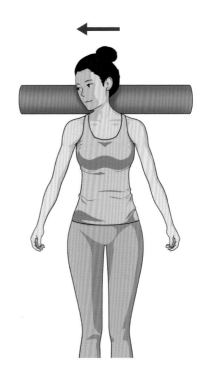

②運動姿勢

- 慢慢地左右轉動脖子。
- 持續利用頭部重量按壓,放鬆疼痛部位。

Tip

★ 重複此動作直到完全放鬆。

★ 時間不要過長。

背部（胸椎）伸展

運動難易度 ★★★☆☆

背部由 12 節脊椎骨（胸椎骨）組成，與肋骨和前面的胸骨相連，可保護內臟器官，也會影響呼吸。如果長時間在椅子上久坐或駝背，背部就會變得僵硬，因此當頸、肩、腰出現疼痛狀況，就要有良好的柔軟度，使背部能好好伸展和旋轉。為了保持脊椎端正，請養成背部伸展的習慣。

1 運動目的

- 伸展背部，改善胸椎的活動度。

2 運動方法

①起始姿勢

- 泡棉滾筒放在背後，雙手抱在脖子後面。
- 彎曲膝蓋，雙腿打開與肩同寬。
- 固定泡棉滾筒的位置，防止滾動。

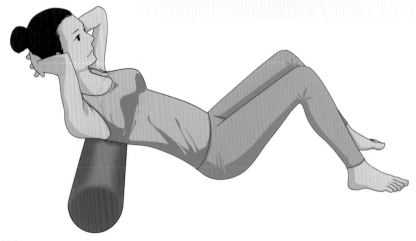

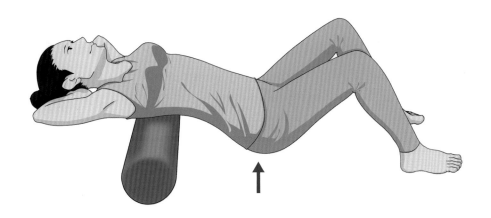

②運動姿勢

- 稍微抬起臀部，同時將軀幹和手臂慢慢向後伸展。
- 熟練後，盡量將軀幹和手臂向後靠近地面。
- 回到起始姿勢，然後重複動作。
- 一開始做 10 次，之後每次增加 10 次。

 （例）10 次→ 20 次→ 30 次，最多 100 次。
- 將泡棉滾筒放在上背部更高的位置，重複相同動作。

Tip

★ 時間不要過長。

★ 如果脖子前方感到緊繃或不舒服，請立即停止。

背闊肌放鬆

運動難易度 ★★★☆☆

背闊肌是從腰到背、肩和手臂處的巨大肌肉，在舉起物體時可以產生很大的力量。如果背闊肌變短、變緊，上身也會跟著彎曲，而變短的背闊肌會造成肩部和腰部疼痛，因此要好好放鬆背闊肌，背部才能挺直、手臂才能舉高，並緩解疼痛。

1 運動目的

- 使背部能挺直，手臂能舉高。

2 運動方法

①起始姿勢

- 先側躺，並將泡棉滾筒放在上肋骨底下。
- 手肘靠在地上，手掌撐在頭後方。
- 另一隻手扶著地板，防止身體前後晃動。

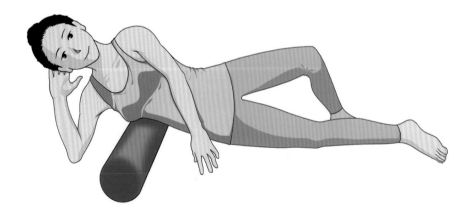

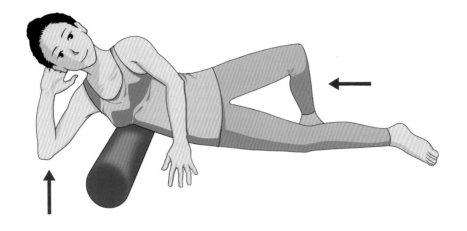

②運動姿勢

- 彎曲膝蓋，從上肋骨移動到腋下。
- 回到起始姿勢，然後重複動作。
- 一開始做 10 次，之後每次增加 10 次。

（例）10 次 -2 組→ 10 次 -3 組。

Tip

★ 避免身體前後晃動太劇烈。

★ 時間不要過長。

髂腰肌伸展

　　髂腰肌主要由腰大肌與髂肌所組成，附著於腰椎、骨盆及髖關節等處，它可以使髖關節（連接骨盆和股骨的關節）彎曲，也可以穩定骨盆。如果髂腰肌過度縮短，便會引發腰部疼痛。

1 運動目的

- 伸展髂腰肌以改善骨盆和腰部的活動度，並緩解疼痛。

2 運動方法

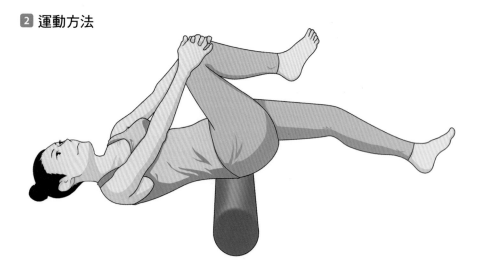

①起始姿勢

- 將泡棉滾筒放在尾骨處，並仰躺。
- 膝蓋朝身體方向彎曲，並以雙手抱住。
- 盡可能將抱住的腳往胸部拉近。

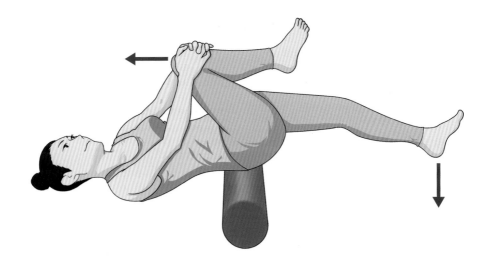

②運動姿勢

- 伸直的腳（伸展髂腰肌的腳）盡可能伸到筆直，並朝地板下壓。
- 伸直的膝蓋保持在最大限度的直線上。
- 姿勢保持 30 秒才有效果。
- 再換另一隻腳重複動作。

Tip
★ 如果腰部或髖關節出現疼痛狀況，請立即停止。

股外側肌放鬆

運動難易度 ★★★☆☆

　　股外側肌（大腿外側肌群）從大腿骨外側一直延伸到膝蓋，是一塊強大的肌肉。當股外側肌縮短緊繃時，會牽動膝蓋引起疼痛。在放鬆這塊肌肉時，即使只是靠上泡棉滾筒就可能感到疼痛，因此做動作時需要注意。

1 運動目的

- 放鬆股外側肌，減輕膝蓋疼痛，改善活動度。

2 運動方法

①起始姿勢

- 側臥後將泡棉滾筒固定在大腿外側。
- 將要放鬆股外側肌的腿伸直，另一條腿則彎曲。
- 手肘支撐在地上，另一隻手扶著地板。

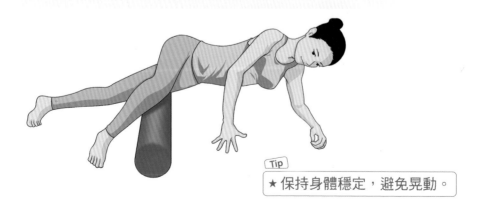

Tip
★ 保持身體穩定，避免晃動。

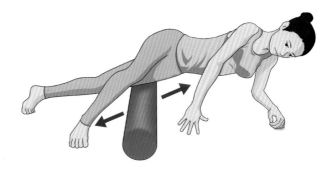

②運動姿勢

- 利用身體重量壓在泡棉滾筒上，開始上下移動，以放鬆肌肉。

- 放鬆一側後，再換另一側進行。

- 也可以用雙手手掌支撐地面，然後按照上述方法進行。

- 選擇兩者中較為舒適的運動姿勢進行。

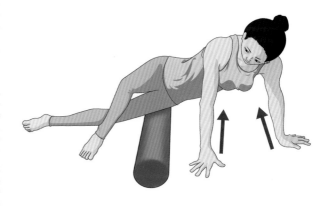

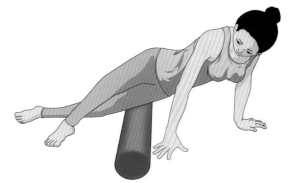

Tip

★ 如果光是靠上泡棉滾筒就感到疼痛，可以先停止動作休息。

★ 時間不要過長。

股內側肌放鬆

運動難易度　★★☆☆☆

　　股內側肌（髖內收肌群）是讓大腿往內側移動的肌肉。當習慣將腿部內側靠攏或是大腿過度施力時，肌肉就會變短。當這塊肌肉變短或僵硬時，可能使骨盆前傾或歪斜，同時也是造成 X 型腿的原因之一。與「股外側肌放鬆」一樣，在放鬆這塊肌肉時，即使只是靠上泡棉滾筒就可能感到疼痛，因此需要注意。

1 **運動目的**

- 放鬆股內側肌，減輕膝蓋疼痛，改善活動度。

2 **運動方法 1**

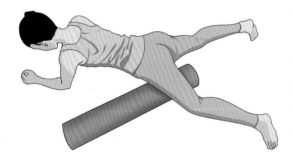

①起始姿勢

- 面朝地板趴著，雙腿分開。
- 將泡棉滾筒斜放大腿內側。
- 雙手手肘彎曲，穩固支撐在地面上。

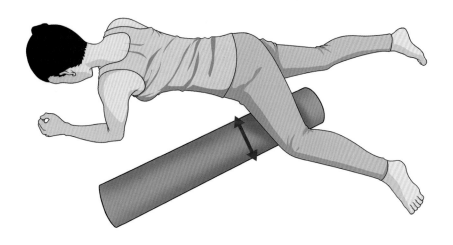

②運動姿勢

- 膝蓋彎曲和伸直的同時，利用體重壓住泡棉滾筒。
- 上下移動，放鬆股內側肌。
- 先充分放鬆一側，再換另一側進行。

Tip

★ 如果光是靠在泡棉滾筒就感到疼痛，可以先停止動作休息。
★ 時間不要過長。

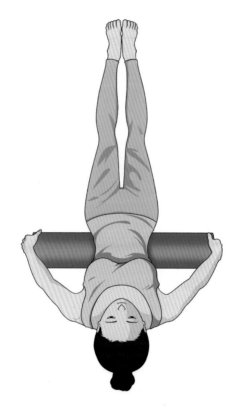

①起始姿勢

- 平躺在地上。
- 屈膝後,將泡棉滾筒放在薦骨(腰部下方尾椎骨)的位置。
- 雙手抓住泡棉滾筒,防止滾動。
- 膝蓋往上伸直,雙腿併攏。

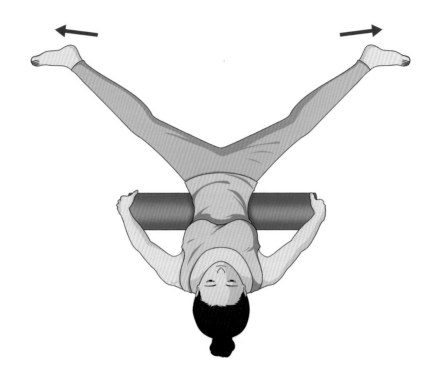

②運動姿勢

- 盡可能張開雙腿，伸展股內側肌。
- 將雙腿收回併攏後，再次張開，緩慢重複動作。
  （例）10 次 -2 組→ 10 次 -3 組。

Tip
★ 需明確感受到肌肉伸展的感覺。

股四頭肌放鬆

運動難易度 ★★☆☆☆

股四頭肌在大腿前側，是一塊強大的肌肉，能做出膝蓋伸展和髖關節屈曲的動作。當股四頭肌變短緊繃時，會造成骨盆前傾，連帶影響到腰部並引起膝蓋疼痛。

1 運動目的

- 放鬆股四頭肌，減輕膝蓋疼痛。
- 改善膝蓋和髖關節的活動度。

2 運動方法

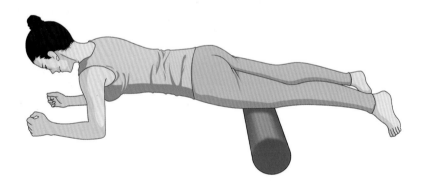

①起始姿勢

- 面朝地板趴著，將泡棉滾筒放在大腿中段的位置。
- 雙手手肘彎曲，手臂垂直地板穩固支撐在地面上。

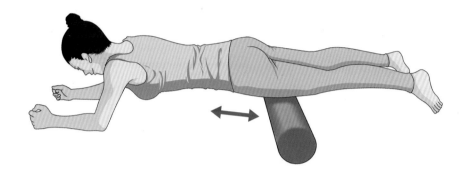

②運動姿勢

- 手肘伸直和彎曲的同時,利用體重壓住泡棉滾筒上下移動,
  放鬆股四頭肌。
- 重複動作直到充分放鬆。

Tip

★ 如果光是靠上泡棉滾筒就感到疼痛,可以先停止動作休息。

★ 重點是要在手肘彎曲和伸直的同時,利用泡棉滾筒來滾動。

小腿肌放鬆

　　小腿肌是在行走、坐著或站立時，會不斷使用的肌肉，所以容易腫脹或結塊，需要好好放鬆和伸展。尤其它具有「第二心臟」的稱號，要不斷「收縮－放鬆」，血液循環才會順暢。

1 **運動目的**

- 緩解小腿肌肉的緊繃和結塊。

2 **運動方法 1**

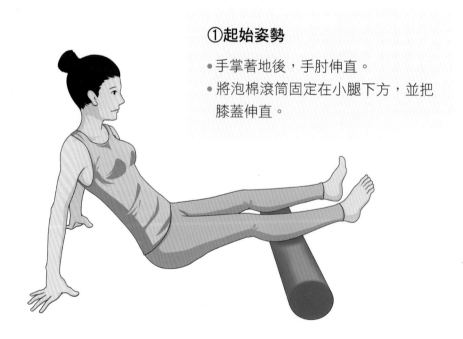

①起始姿勢

- 手掌著地後，手肘伸直。
- 將泡棉滾筒固定在小腿下方，並把膝蓋伸直。

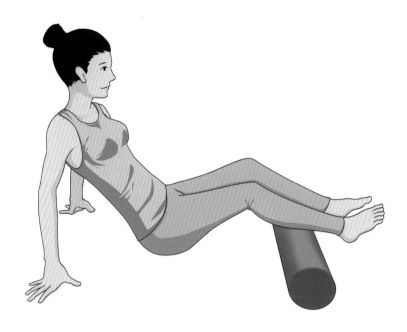

②運動姿勢

- 膝蓋彎曲和伸直的同時，利用體重壓住泡棉滾筒。
- 慢慢移動找出疼痛部位，以放鬆小腿肌肉。
- 重複動作直到完全放鬆。

Tip

★ 如果光是靠上泡棉滾筒就感到疼痛，可以先停止動作休息。

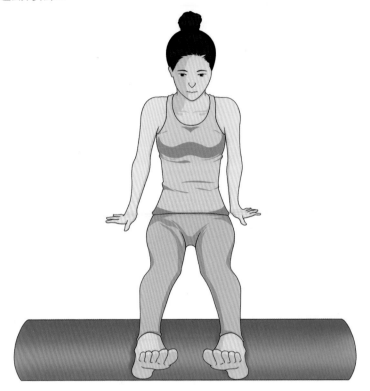

①起始姿勢

- 手掌著地後，手肘伸直。
- 將泡棉滾筒固定在小腿下方，並把
  膝蓋伸直。

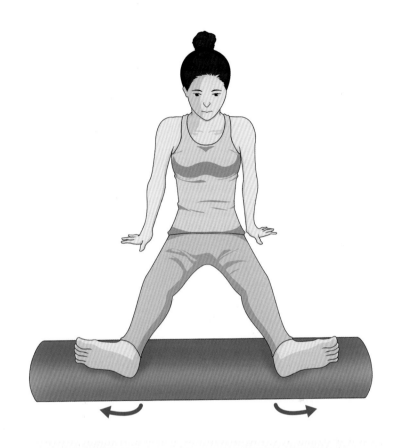

②運動姿勢

● 將腳往內收，再往外轉，以放鬆小腿肌肉。

● 此動作比前後移動更具刺激性，可以調整體重按壓
的力道再重複動作。

Tip

★ 如果光是靠上泡棉滾筒就感到疼痛，可以先停止動作休息。

脊椎旋轉運動

運動難易度　★★☆☆☆

「脊椎旋轉運動」的動作看起來有如翻書，因此也被稱為「翻書運動（open the book）」。往後旋轉的動作可以伸展胸部和腹部肌肉，使背部放鬆，對緩解腰部疼痛，以及伸展肩膀、背部特別有效。

1 運動目的

- 伸展胸部和腹部肌肉，放鬆肩膀和背部。

2 運動方法

①起始姿勢

- 躺在枕頭上側臥，膝蓋和髖關節彎曲成 90 度。
- 要伸展的手臂往前伸直。
- 另一隻手扶著膝蓋，不讓膝蓋張開。

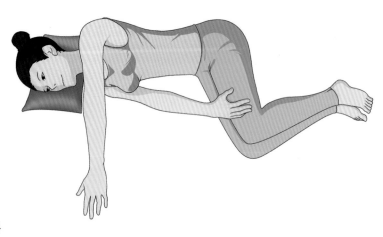

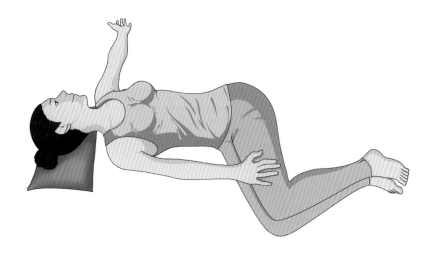

②運動姿勢

- 將伸直的手臂往後舉到背後，手掌盡可能碰觸地面。
- 讓肩胛骨也碰觸地面。
- 此時視線可以自然地看向往後伸展的手臂。
- 感受肩膀和背部打開的感覺，保持 30 秒左右。
  （例）1 次（30 秒）× 10 次。
- 換另一側重複動作。

Tip
★ 伸展時應避免反彈，盡可能緩慢且平穩的伸展。
★ 出現腰痛的情況，應立即停止動作。

梨狀肌伸展

　　梨狀肌（骨盆底肌肉）是連接薦骨到髖關節的肌肉。如果這個肌肉變短，便容易壓迫神經引起腰痛，並產生腿麻的症狀。

1 運動目的

- 伸展梨狀肌，減輕疼痛。

2 運動方法

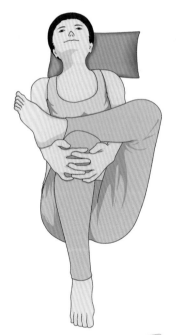

①起始姿勢

- 仰躺。
- 右腿彎曲膝蓋，抬起左腿放在右腿上。
- 抬起的腿便是伸展的部位。
- 雙手抓住右腿的膝蓋，保持固定不晃動。

> Tip
>
> ★ 伸展時應避免反彈，盡可能平穩的伸展。

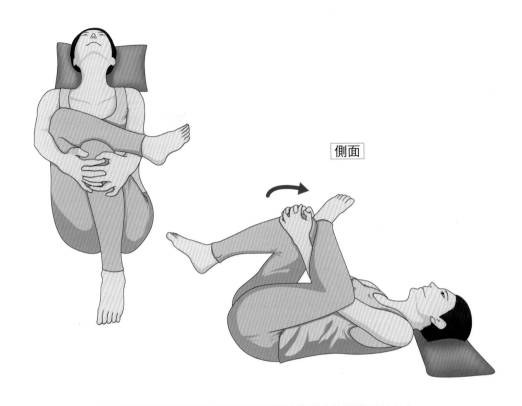

側面

②運動姿勢

- 雙手盡可能往胸部方向拉近，以伸展梨狀肌。
- 感受肌肉伸展的感覺，保持 30 秒左右。
  （例）1 次（30 秒）× 10 次。
- 左右互換，重複動作。

Tip

★ 骨盆前側或腰部出現疼痛的情況，應立即停止動作。

小腿肌 · 大腿後肌伸展

運動難易度 ★★★★☆

　　長時間久坐或膝蓋彎曲用力，會使大腿後肌和小腿肌變短、變硬。如果小腿肌和大腿後肌過度縮短，容易造成腰部和膝蓋疼痛，所以進行此種伸展是為了拉長大腿後肌和小腿肌。

1 運動目的

- 伸展大腿後肌和小腿肌。

2 運動方法

①起始姿勢

- 仰躺，膝蓋和髖關節呈 90 度。
- 雙手放在地上，保持穩定。

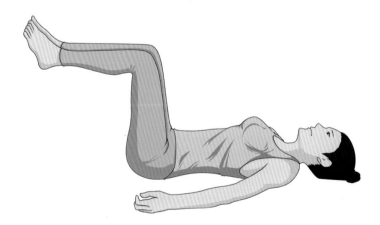

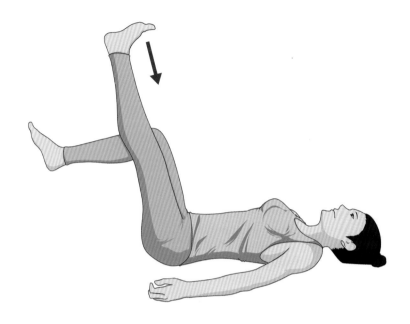

②運動姿勢

- 將要伸展的那條腿的膝蓋打直,並保持姿勢。
- 如果再加上腳尖回勾,可以拉到最長。
- 感受伸展的感覺,保持 30 秒左右。
  (例)1 次(30 秒)× 10 次。
- 左右互換,重複動作。

Tip
★ 伸展時應避免反彈,盡可能平穩的伸展。
★ 大多數人的小腿肌較短,應該一點一點地拉長,不要勉強。
★ 出現腿麻或疼痛的情況,應立即停止動作。

上半身抬升

運動難易度　★★☆☆☆

　　「上半身抬升」的動作可以同時伸展腹肌、胸肌和前頸肌肉。如果上半身前側肌肉變得僵硬或縮短，就會導致駝背、呼吸變淺或不順。長時間久坐或彎腰工作造成前側肌肉變短的人，可以藉由此動作伸展上半身前側的肌肉。

1　運動目的

- 可同時伸展腹肌、胸肌和頸前肌肉。

2　運動方法

①起始姿勢

- 俯臥狀態下，彎曲雙肘，並把雙手平貼在地板上。

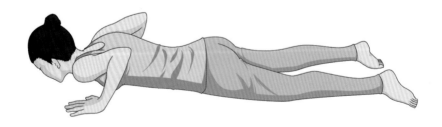

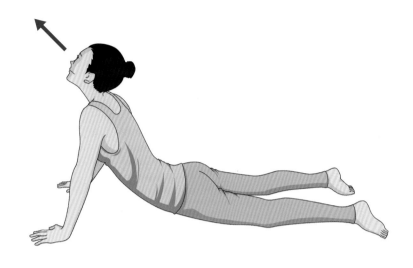

②運動姿勢

- 手肘伸直，將上半身抬起。
- 骨盆前側稍微離開地面。
- 視線看向天花板，拉長前頸肌肉。
- 感受伸展的感覺，保持 30 秒左右。

（例）1 次（30 秒）× 10 次。

Tip

★ 伸展時應避免反彈，盡可能平穩的伸展。

★ 如果肌肉較短，手肘可以稍微彎曲。

★ 大多數人的肌肉較短，應該一點一點地拉長，不要勉強。

★ 出現腿麻或疼痛的情況，應立即停止動作。

俯臥姿抓腳踝

「俯臥姿抓腳踝」是為了伸展大腿前側肌肉，即「股四頭肌」。

1 運動目的

• 伸展股四頭肌。

2 運動方法

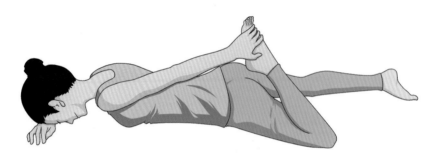

①起始姿勢

• 採俯臥姿勢，將右手放在地板上，並把額頭壓在手背上。
• 用另一手抓住要伸展的那條腿的腳踝。

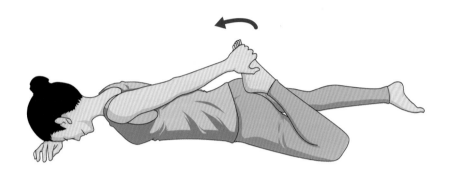

②運動姿勢

- 盡可能將腳拉向臀部，以伸展股四頭肌。
- 感受伸展的感覺，保持 30 秒左右。
  （例）1 次（30 秒）× 10 次。
- 左右互換，重複動作。

Tip
★ 伸展時應避免快速放開，盡可能平穩地回到起始動作。
★ 伸展時，如果感到腿部張開或疼痛的狀況，應立即停止動作。

髖關節左右扭轉

　　髖關節需有良好的活動範圍，以負責提供穩定的支撐，特別是內外旋對於活動性和穩定性非常重要，因此要經常運動並強化肌力，這樣日常生活的動作才能更加輕鬆。

1 運動目的

- 增加髖關節旋轉的範圍。

2 運動方法

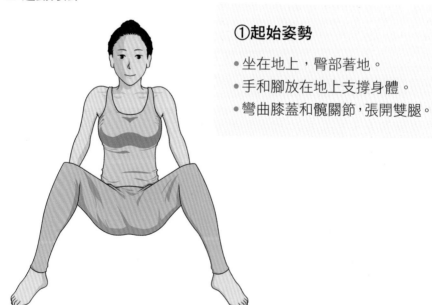

①起始姿勢

- 坐在地上，臀部著地。
- 手和腳放在地上支撐身體。
- 彎曲膝蓋和髖關節，張開雙腿。

Tip

★ 雙腿張開比肩更寬。

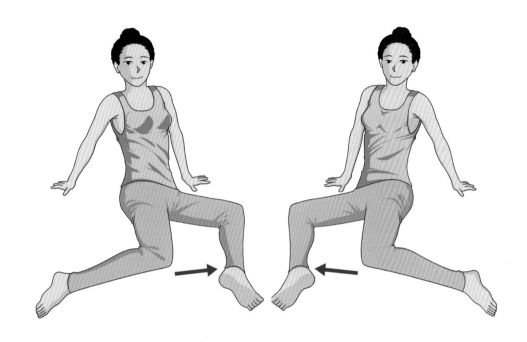

②運動姿勢

- 一邊膝蓋向內扭轉，另一邊膝蓋則向外扭轉，使髖關節旋轉。
- 以相同方式換邊進行。
- 重複 30 次以上。

Tip

★ 膝蓋內側盡可能貼近地面。

★ 逐漸增加扭動範圍，不要過度勉強。

站姿伸展小腿肌

運動難易度　★☆☆☆☆

　　小腿肌肉容易縮短結塊，因此在站立時可以隨時做這個動作，伸展效果很好。

1 運動目的

- 伸展小腿肌肉。

2 運動方法

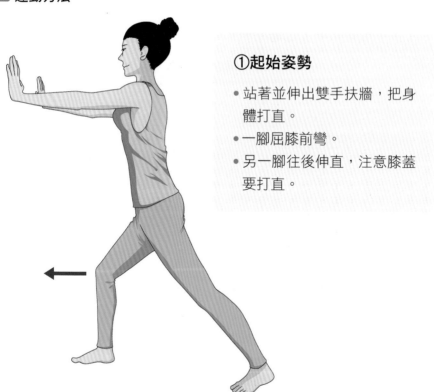

①起始姿勢

- 站著並伸出雙手扶牆，把身體打直。
- 一腳屈膝前彎。
- 另一腳往後伸直，注意膝蓋要打直。

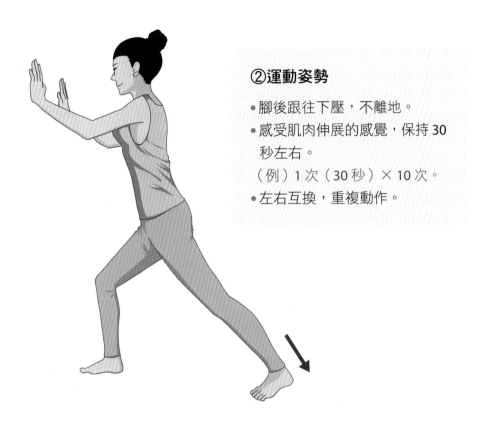

②運動姿勢

- 腳後跟往下壓，不離地。
- 感受肌肉伸展的感覺，保持30秒左右。

  （例）1次（30秒）× 10次。
- 左右互換，重複動作。

Tip

★ 避免動作太大太快，盡可能穩住身體做伸展。

★ 身體向前傾，小腿肌會更加伸展。

★ 兩腿之間的距離越大，伸展效果越好。

★ 逐漸增加伸展幅度，不要過度勉強。

前頸肌肉伸展

　　日常生活中滑手機或用電腦時，低頭動作便是造成頸椎疾病和疼痛的原因，所以可以藉由伸展縮短的前頸肌肉（即胸鎖乳突肌、斜角肌等），以減輕疼痛。此外，持續放鬆前頸肌肉還可讓頸椎關節更靈活、改善活動度。

1 運動目的

- 伸展前頸肌肉，增加活動範圍。

2 運動方法 1

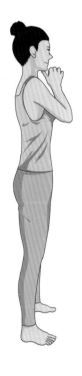

①起始姿勢

- 身體站直。
- 十指交叉，用大拇指托著下巴。

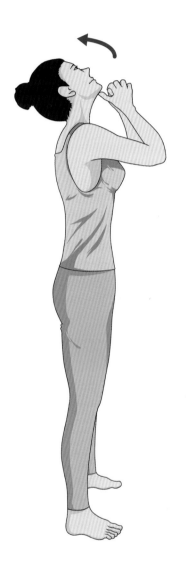

②運動姿勢

- 將頭向後仰，並用大拇指輕輕推，以伸展肌肉。
- 感受前頸肌肉伸展的感覺，保持 30 秒左右。
  （例）1 次（30 秒）× 10 次。

Tip
★ 如果感到疼痛或不適，應立即停止動作。

3 運動方法 2

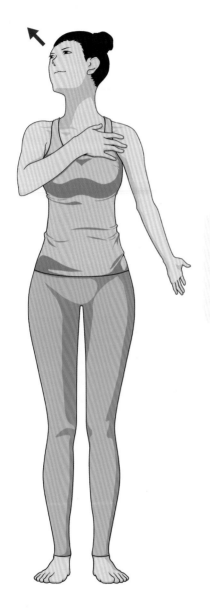

①起始姿勢

- 身體站直。
- 用大拇指和手指壓著鎖骨上方。

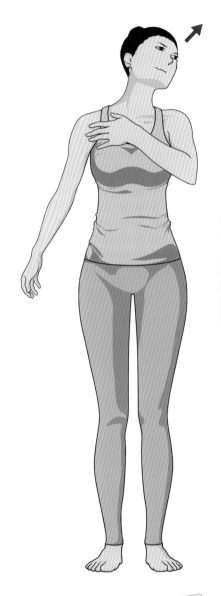

②運動姿勢

- 將頭轉向相反方向，並抬頭望
  向天花板，以伸展肌肉。
- 左右互換，重複動作。

Tip
★如果感到疼痛或不適，應立即停止動作。

胸肌伸展

運動難易度 ★☆☆☆☆

　　胸肌（胸大肌、胸小肌）如果縮短，會導致圓肩和駝背，而且縮短的胸肌會影響呼吸和儀態。為了緩解肩膀疼痛、保持端正姿勢，需要好好伸展胸肌。

1 運動目的

• 伸展胸肌，放鬆肩膀和背部。

2 運動方法 1

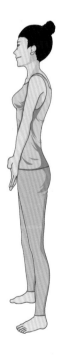

①起始姿勢

• 站姿或坐姿皆可。
• 雙手手掌朝向前方。

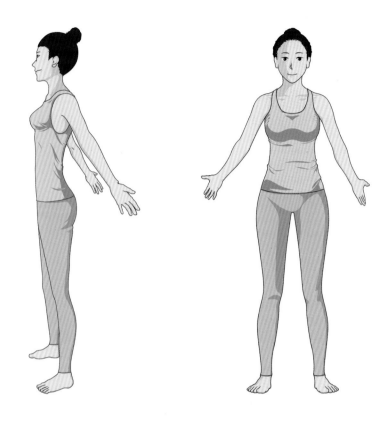

②運動姿勢

- 將雙臂向後伸展。
- 感受胸肌展開的感覺，保持 30 秒左右。

（例）1 次（30 秒）× 10 次。

Tip

★ 小腹稍微出力，避免腰部過度後傾。

★ 不要低頭。

3 運動方法 2

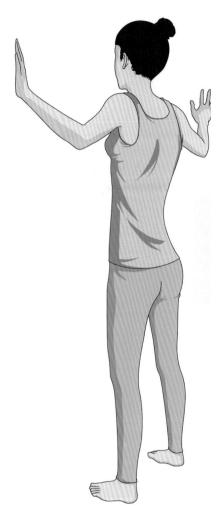

①起始姿勢

- 面對牆角站立，雙臂張開比肩更寬。
- 雙腳張開與肩同寬，保持穩定。

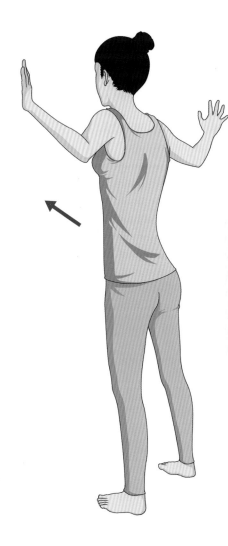

②運動姿勢

- 將身體向前傾，以伸展胸肌。
- 感受胸肌展開的感覺，保持 30 秒左右。

（例）1 次（30 秒）× 10 次。

Tip
★ 小腹稍微出力，避免腰部過度後傾。
★ 不要低頭。

肩胛骨向後旋轉

運動難易度　★☆☆☆☆

　　肩膀內縮和駝背的姿勢會使肩胛骨的位置向前傾，所以做肩胛骨向後旋轉的運動，可以讓繃緊的肩頸肌肉變得柔軟。肩胛骨和關節的活動要順暢，手臂才能上舉，活動度才會變好。

1 運動目的

- 增加肩膀的活動範圍。

2 運動方法

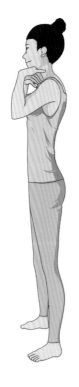

①起始姿勢

- 雙手指尖放在肩膀上。

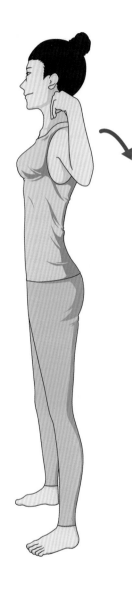

②運動姿勢

- 將肩膀向後旋轉，有意識地旋轉一大圈。
- 動作要緩慢，做 50 次左右。

Tip

★ 小腹稍微出力，避免腰部過度後傾。
★ 專注於向後轉動的動作，而非向前。

肩關節伸展

運動難易度　★☆☆☆☆

　　盡可能擴大肩關節的活動範圍，尤其應要能做到各方向的活動，才能減少受傷的風險。

1 運動目的

- 增加肩膀的活動範圍。

2 運動方法 1

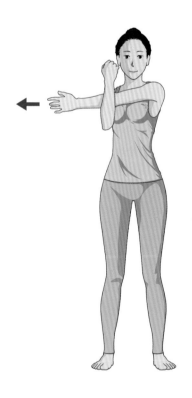

①起始姿勢

- 要伸展的手臂向前伸直平舉。
- 另一隻手的手肘彎曲，扣住該手臂中間。

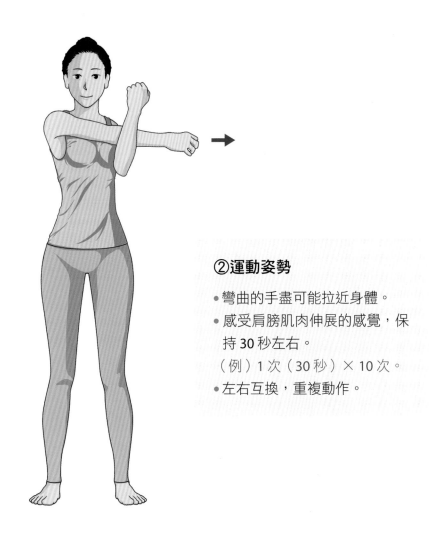

②運動姿勢

- 彎曲的手盡可能拉近身體。
- 感受肩膀肌肉伸展的感覺，保持 30 秒左右。

（例）1 次（30 秒）× 10 次。

- 左右互換，重複動作。

Tip
★ 需注意伸展的手臂不要往下，應呈現水平。

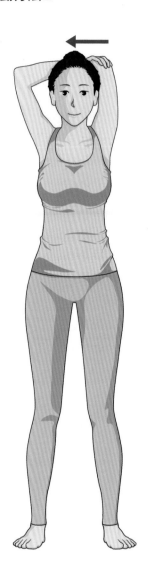

3 運動方法 2

①起始姿勢

- 雙手高舉過頭，彎曲手肘。

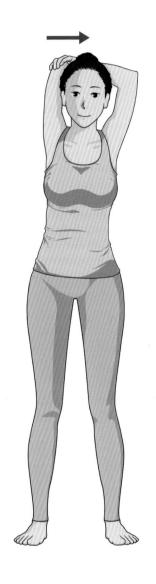

②運動姿勢

- 抓住伸展側的手肘,往側邊拉。
- 感受肌肉伸展的感覺,保持 30 秒左右。

  (例)1 次(30 秒)× 10 次。
- 左右互換,重複動作。

Tip

★ 伸展時避免動作太大太快。

★ 盡可能穩住身體做伸展。

側腹肌肉伸展

　　側腹肌肉能增強脊椎的柔軟度。當側腹肌肉僵硬時，突然做出大幅度動作，會容易導致抽筋或扭傷，尤其是長時間久坐的人，更需要經常伸展側腹肌肉。

1 運動目的

- 透過伸展側腹肌肉來改善脊椎的柔軟度。

2 運動方法

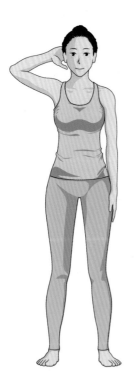

①起始姿勢

- 雙腳打開與肩同寬，輕鬆地站著。
- 伸展側的手臂彎曲，並放在頭部後面。
- 另一側的手掌放在大腿外側位置。

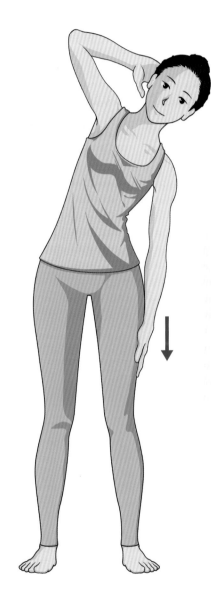

②運動姿勢

• 手掌沿著大腿往下，慢慢伸展。
• 感受側腹肌肉伸展的感覺，保持
　30 秒左右。
（例）1 次（30 秒）× 10 次。
• 左右互換，重複動作。

Tip
★ 伸展時避免動作太大太快。
★ 盡可能穩住身體做伸展。

手腕肌肉伸展

經常用電腦或用手的人，從手肘連接到手腕的肌肉容易變得緊繃僵硬，嚴重時甚至手肘和手腕會疼痛，因此手腕屈曲和伸直這兩方向的伸展動作，都要一併操作才行。

1 運動目的

- 伸展手腕的屈肌和伸肌，改善柔軟度。

2 運動方法 1

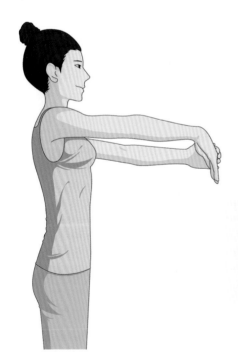

①起始姿勢

- 伸直右手手臂，手背朝前。
- 左手放在右手手背上。

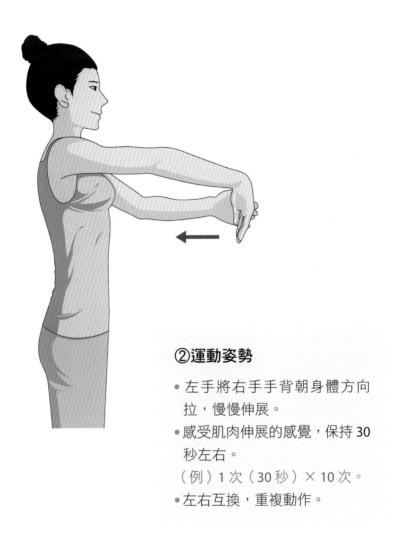

②運動姿勢

- 左手將右手手背朝身體方向拉，慢慢伸展。
- 感受肌肉伸展的感覺，保持 30 秒左右。

（例）1 次（30 秒）× 10 次。

- 左右互換，重複動作。

Tip

★ 注意手腕勿過度彎折。

3 運動方法 2

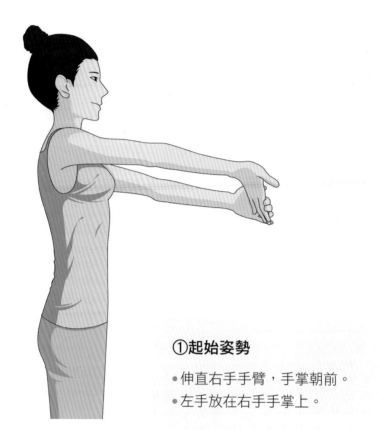

①起始姿勢

- 伸直右手手臂，手掌朝前。
- 左手放在右手手掌上。

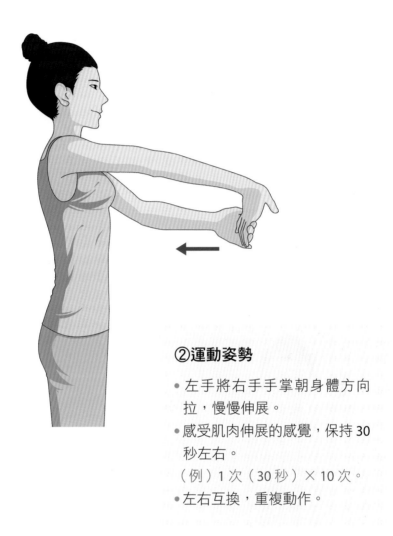

②運動姿勢

- 左手將右手手掌朝身體方向
  拉,慢慢伸展。
- 感受肌肉伸展的感覺,保持 30
  秒左右。
  (例)1 次(30 秒)× 10 次。
- 左右互換,重複動作。

Tip
★ 注意手腕勿過度彎折。

手指屈肌伸展

　　比起手指伸直的動作，大多數人更常做手指彎曲的動作，所以若不做伸展，手指會逐漸變得僵硬，肌力也會減弱。在日常生活中，長時間使用電腦和經常彎曲手指來工作的人，更應該好好伸展。

1 運動目的

- 伸展手指的屈肌，改善柔軟度。

2 運動方法

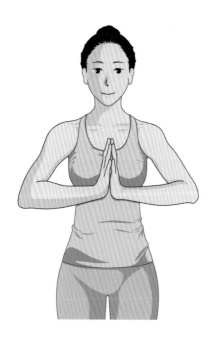

①起始姿勢

- 彎曲雙肘，雙手合十。

168

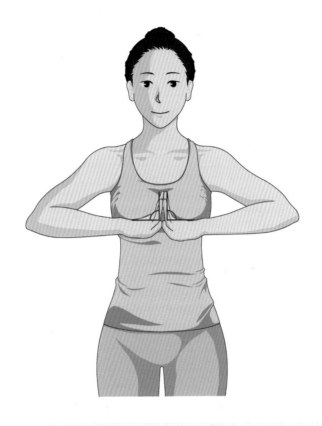

②運動姿勢

- 雙手的手指和手掌呈 90 度。
- 感受伸展的感覺，保持 30 秒左右。
  （例）1 次（30 秒）× 10 次。

Tip

★ 伸展時避免動作太大太快。

★ 盡可能穩住身體做伸展。

★ 由於手指不容易彎曲，所以應逐漸增加伸展幅度，不要過度勉強。

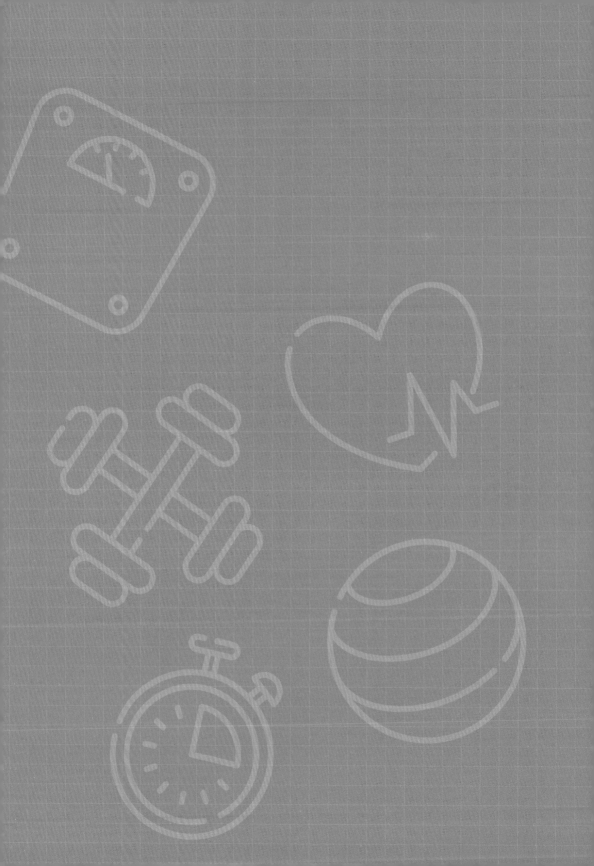

PART 5

肌力運動：
強化肌肉力量×
增加肌肉穩定度

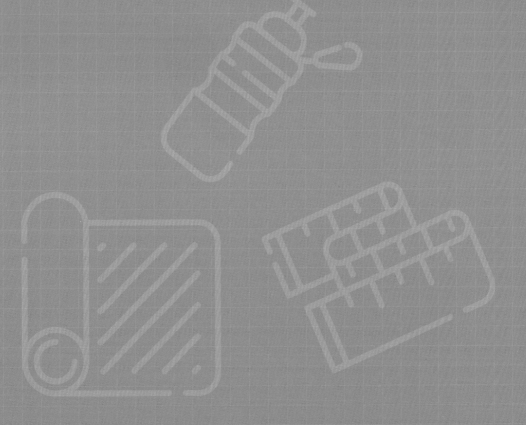

仰臥肚臍收緊

運動難易度　★★☆☆☆

當腰部平貼地板，骨盆就會後傾；當腰部過度抬高，骨盆則會前傾。腰椎的動作控制是核心運動的開始，這個運動動作對椎間盤也有益處。

1 運動目的

- 使骨盆向後傾，並培養控制的能力。

2 運動方法

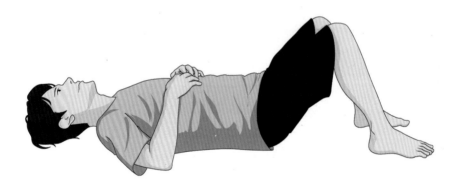

①起始姿勢

- 仰躺在地上。
- 雙膝彎曲。

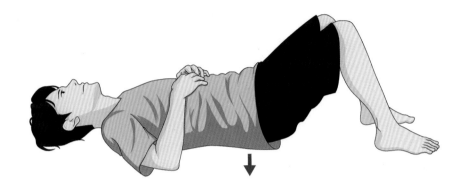

②運動姿勢

- 將肚臍收緊，腰部向地板下壓，平貼地面不要有空隙。
- 用手確認腹肌有無出力。
- 一次約保持 2 秒，再恢復起始姿勢。
  （例）1 次（2 秒）→ 5 次→ 10 次。
- 一開始保持 2 秒，再逐漸增加到 7 秒。

Tip
★ 屏住呼吸時，不要過度用力。
★ 感受骨盆的移動，盡可能平穩地進行。

提臀運動（橋式）

運動難易度 ★★☆☆☆

　　長時間坐椅子或是不做臀部運動，會導致臀部、腰部和大腿後側的肌肉變弱。為了強化腰部和矯正錯誤姿勢，需要加強臀部肌肉。

1 運動目的

- 強化臀部、腰部和大腿後側的肌肉。

2 運動方法 1

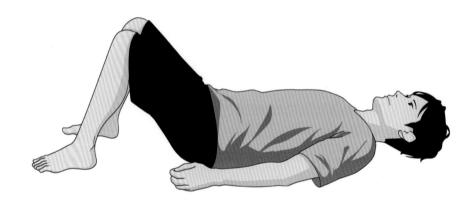

①起始姿勢

- 仰躺在地上。
- 雙膝彎曲。

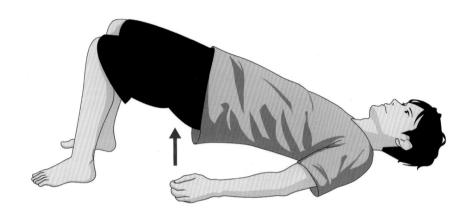

②運動姿勢

- 小腹稍微出力，將臀部抬起並保持姿勢。
- 一次約保持 2 秒，再恢復起始姿勢。
  （例）1 次（2 秒）→ 5 次→ 10 次（可逐漸增加到 30 次）。
- 一開始保持 2 秒，再逐漸增加到 7 秒。

Tip
★ 確認目標肌肉有無施力。
★ 緩慢地重複進行抬起和放下的動作。

3 運動方法 2

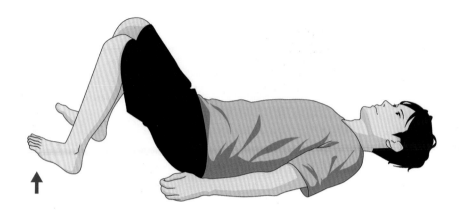

①起始姿勢

- 仰躺在地上。
- 雙膝彎曲後，腳趾翹起，腳跟下壓。

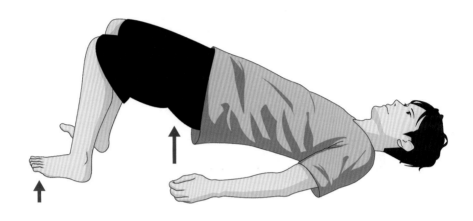

②運動姿勢

- 小腹稍微出力，將臀部抬起並保持姿勢。
- 一次約保持 2 秒，再恢復起始姿勢。
  （例）1 次（2 秒）→ 5 次→ 10 次（可逐漸增加到 30 次）。
- 一開始保持 2 秒，再逐漸增加到 7 秒。
- 強化小腿前側肌肉（脛前肌），增加平衡感。

Tip
★ 確認要運動的肌肉有無施力。
★ 緩慢地重複進行抬起和放下的動作。

抬腿提臀運動（橋式）

運動難易度 ★★★☆☆

這個運動可以更強化臀部肌肉。

1 運動目的

• 強化臀部、腰部和大腿後側的肌肉。

2 運動方法

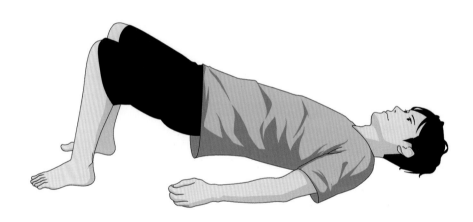

①起始姿勢

• 仰躺在地上。
• 雙膝彎曲。

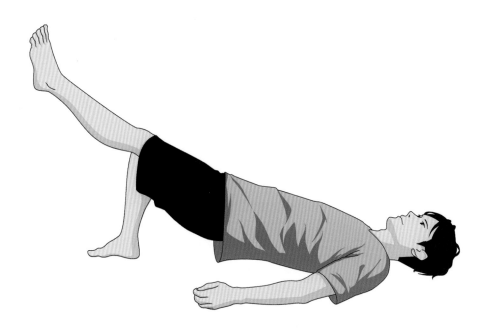

②運動姿勢

- 小腹稍微出力，將臀部抬起並保持姿勢。
- 將一條腿伸直，可強化著地那一側的肌肉。
- 一次約保持 2 秒，再恢復起始姿勢。

（例）1 次（2 秒）→ 5 次→ 10 次（可逐漸增加到 20 次）。
- 一開始保持 2 秒，再逐漸增加到 7 秒。
- 左右互換，重複動作。

Tip

★ 如果發生肌肉抽筋的情況，應立即停止動作。

★ 先進行基本的提臀運動，待熟練後再做這個動作。

貓駝式

運動難易度 ★★☆☆☆

　　當脊椎的彎曲和動作控制能力減弱時，可能導致頸部和腰部的疼痛；相反的，若脊椎柔軟有彈性，就能吸收衝擊力。脊椎必須具有穩定性，才能保護頸部、腰部椎間盤，並維持正確姿勢。

1 運動目的

- 提升脊椎的彎曲和動作控制能力。

2 運動方法 1

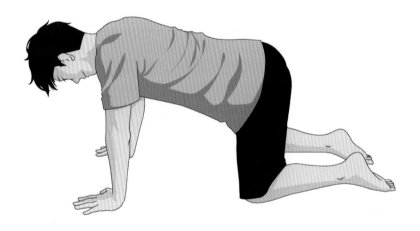

①起始姿勢

- 四肢撐地，雙臂和雙膝打開與肩同寬。
- 手臂和大腿與地面垂直。

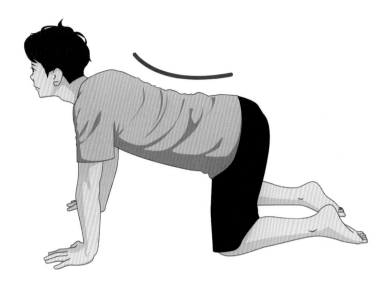

②運動姿勢

- 脖子抬起，背部往下凹，保持姿勢。
- 一次約保持 2 秒，再恢復起始姿勢。
  （例）1 次（2 秒）→ 5 次→ 10 次。
- 一開始保持 2 秒，再逐漸增加到 7 秒。

Tip
★ 如果感到疼痛，應立即停止動作，不要勉強。

3 運動方法 2

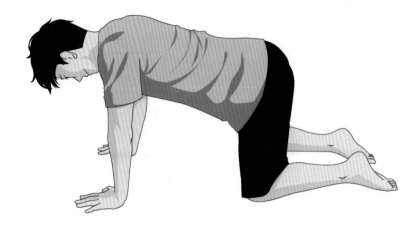

①起始姿勢

- 四肢撐地，雙臂和雙膝打開與肩同寬。
- 手臂和大腿與地面垂直。

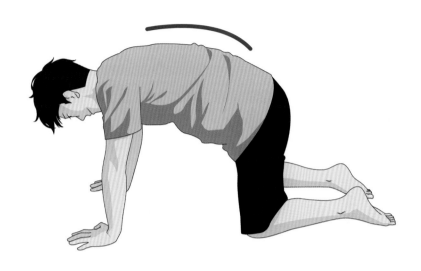

②運動姿勢

- 背和腰呈弓形拱起，保持姿勢。
- 一次約保持 2 秒，再恢復起始姿勢。
  （例）1 次（2 秒）→ 5 次→ 10 次。
- 一開始保持 2 秒，再逐漸增加到 7 秒。

Tip

★ 如果感到疼痛，應立即停止動作，不要勉強。

背部脊椎旋轉

運動難易度 ★★☆☆☆

　　為了伸展內縮的肩膀和背部，要做背部脊椎（胸椎）的旋轉運動。若背部脊椎柔軟有彈性，就可以減輕頸部和腰部的負擔，也能緩解疼痛。對長時間久坐或姿勢不良的人來說，這是非常必要的運動。

1 運動目的

- 改善背部脊椎和胸部肌肉的活動範圍。

2 運動方法

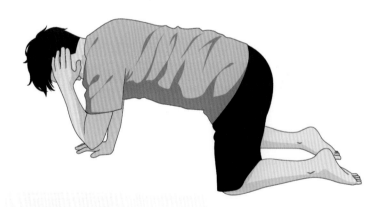

①起始姿勢

- 採四肢撐地的姿勢。
- 將一隻手放在頭部後面。

> Tip
> ★保持腰部不過度下凹或拱起。

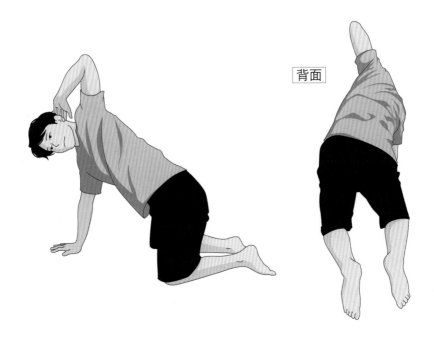

背面

②運動姿勢

- 手臂連同身軀一起盡可能地往上旋轉。
- 一次約保持 2 秒，再恢復起始姿勢。

　（例）1 次（2 秒）→ 5 次→ 10 次。

- 一開始保持 2 秒，再逐漸增加到 7 秒。
- 一側做 10 次後，換另一側做 10 次，次數可逐漸增加。

　（例）10 次→ 20 次。

Tip

★ 盡可能讓背部脊椎有最大的活動範圍，並避免骨盆側傾。

★ 如果手腕、肩膀等部位感到疼痛，應立即停止動作，不要勉強。

四肢撐地提膝

運動難易度　★★★☆☆

提膝運動可以強化核心肌群中的腹肌，以提升姿勢的穩定性。

1 運動目的

- 強化腹肌，增加肌耐力。

2 運動方法

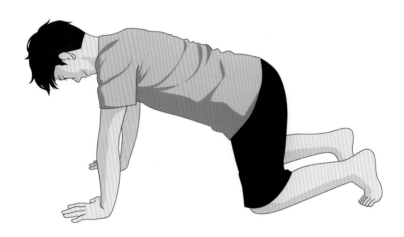

①起始姿勢

- 採四肢撐地的姿勢。
- 手臂和大腿與地面垂直。

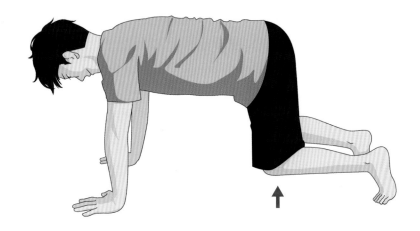

②運動姿勢

- 提起雙膝離地 5 公分,保持姿勢。
- 一次約保持 2 秒,再恢復起始姿勢。
  (例)1 次(2 秒)→ 5 次→ 10 次。
- 一開始保持 2 秒,再逐漸增加到 7 秒。

Tip

★ 如果手腕、肩膀等部位感到疼痛,應立即停止動作,不要勉強。

四肢撐地提膝和手腳伸展

運動難易度 ★★★★★

　　這個動作是「四肢撐地提膝」的加強版。在核心肌群啟動的狀態下，讓手腳能更好地發揮作用。

1 運動目的

- 提升脊椎的穩定性和手腳的協調性。

2 運動方法 1

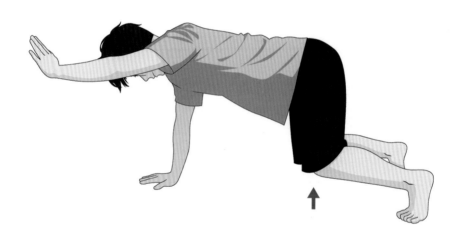

①運動姿勢

- 採四肢撐地的姿勢。
- 提起雙膝離地 5 公分，向前舉起左手，舉至與身體同高。

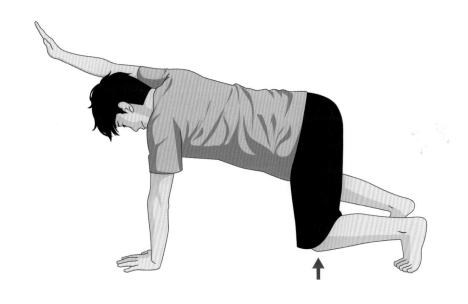

②運動姿勢

- 左右手輪流舉起，舉至與身體同高。
- 一次約保持 2 秒，再恢復起始姿勢。

（例）1 次（2 秒）→ 5 次→ 10 次。

- 一開始保持 2 秒，再逐漸增加到 7 秒。

Tip

★ 如果手腕、肩膀等部位感到疼痛，應立即停止動作，不要勉強。

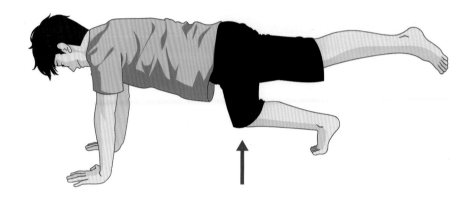

①運動姿勢

- 採四肢撐地的姿勢。
- 提起雙膝離地 5 公分,伸直左腳,並抬至與身體同高。

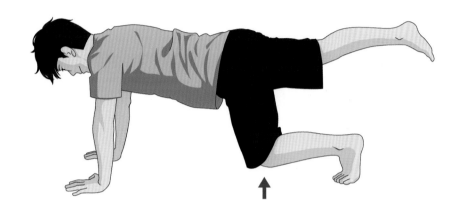

②運動姿勢

- 左右腳輪流伸直，並抬至與身體同高。
- 一次約保持 2 秒，再恢復起始姿勢。
（例）1 次（2 秒）→ 5 次→ 10 次。
- 一開始保持 2 秒，再逐漸增加到 7 秒。

Tip

★ 如果手腕、肩膀等部位感到疼痛，應立即停止動作，不要勉強。

棒式

棒式可強化核心肌群中的腹肌，提升姿勢的穩定性。

1 運動目的

• 強化腹肌，增加肌耐力。

2 運動方法 1

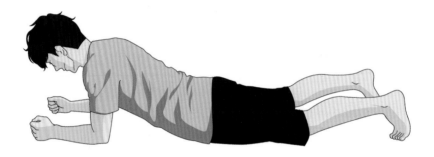

①起始姿勢

• 趴在地上。
• 手肘彎曲呈 90 度支撐身體，腹部平貼於地面。

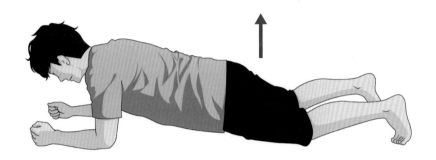

②運動姿勢（此為膝蓋著地的棒式）

- 在膝蓋著地的情況下，將臀部向後抬起。
- 一次約保持 2 秒，再恢復起始姿勢。

  （例）1 次（2 秒）→ 5 次→ 10 次。
- 一開始保持 2 秒，再逐漸增加到 7 秒。

Tip

★ 如果脖子、肩膀等部位感到疼痛，應立即停止動作，不要勉強。

3 運動方法 2

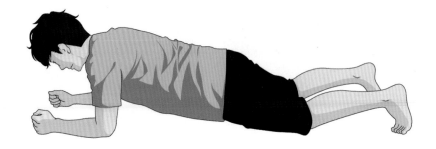

①起始姿勢

- 趴在地上。
- 手肘彎曲呈 90 度支撐身體，腹部平貼於地面。

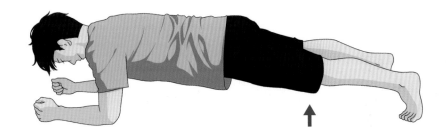

②運動姿勢（此為膝蓋打直的棒式）

- 臀部與膝蓋打直並離地，身體保持一直線。
- 腰部勿過度彎曲，臀部勿過度抬高。
- 一次約保持 2 秒，再恢復起始姿勢。

（例）1 次（2 秒）→ 5 次→ 10 次。
- 一開始保持 2 秒，再逐漸增加到 7 秒。

Tip

★ 建議「膝蓋著地的棒式」熟練後，再進行「膝蓋打直的棒式」。

★ 如果脖子、肩膀等部位感到疼痛，應立即停止動作，不要勉強。

側躺臀中肌運動

運動難易度　★★☆☆☆

　　這個動作能強化臀部肌肉的臀中肌，有助於保持腰部穩定性和正確姿勢。

1 運動目的

- 強化臀中肌，增加髖關節轉動的範圍。

2 運動方法

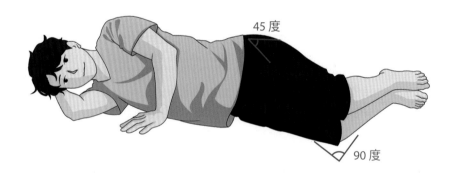

45 度

90 度

①起始姿勢

- 側躺。
- 髖關節呈 45 度，膝蓋彎曲呈 90 度。
- 手臂扶地板，以保持穩定。

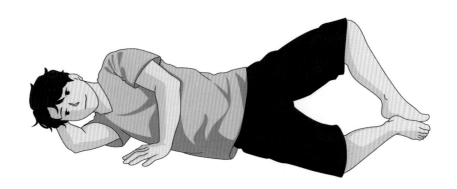

②運動姿勢

- 膝蓋進行開闔動作，並盡可能向上打開。
- 一次約保持 2 秒，再恢復起始姿勢。
  （例）1 次（2 秒）→ 5 次→ 10 次。
- 一開始保持 2 秒，再逐漸增加到 7 秒。
- 一側做 10 次後，換另一側做 10 次，可再逐漸增加次數。
  （例）10 次→ 20 次。

Tip

★ 注意保持姿勢，避免骨盆和軀幹向後倒。

側棒式

　　側棒式可以強化核心肌群的腹外斜肌和側腹肌肉，有助於保持穩定性和正確姿勢。

1 運動目的

- 強化腹外斜肌和腰部周圍的肌肉。

2 運動方法 1

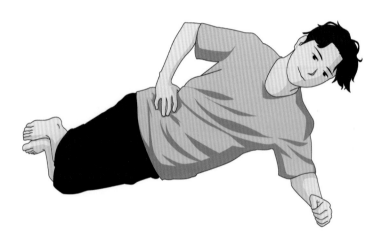

①起始姿勢

- 側躺著地，手肘和膝蓋呈 90 度彎曲。
- 另一隻手放在腰部。

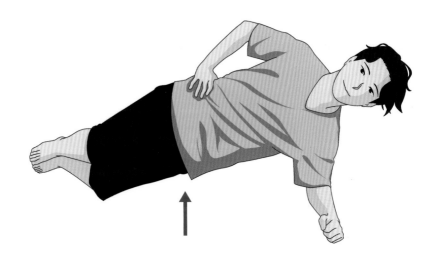

②運動姿勢（此為膝蓋著地的側棒式）

- 身體保持一直線，然後將臀部往上抬起。
- 一次約保持 2 秒，再恢復起始姿勢。
  （例）1 次（2 秒）→ 5 次→ 10 次。
- 一開始保持 2 秒，再逐漸增加到 7 秒。
- 一側做 10 次後，換另一側做 10 次，可再逐漸增加次數。
  （例）10 次→ 20 次。

Tip

★ 可以照鏡子檢查動作，有助於保持姿勢。

★ 如果脖子、肩膀等部位感到疼痛，應立即停止動作，不要勉強。

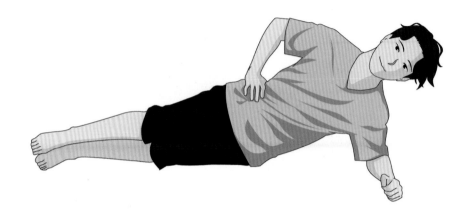

①起始姿勢

- 側躺著地，手肘呈 90 度彎曲，膝蓋打直。
- 另一隻手放在腰部。

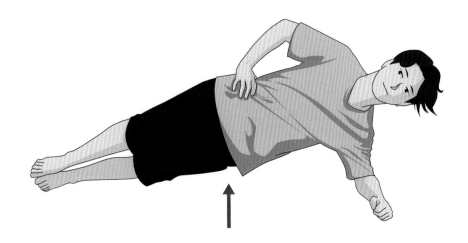

②運動姿勢（此為膝蓋打直的側棒式）

- 身體保持一直線，然後將臀部往上抬起。
- 避免膝蓋彎曲和身體轉動。
- 一次約保持 2 秒，再恢復起始姿勢。
  （例）1 次（2 秒）→ 5 次→ 10 次。
- 一開始保持 2 秒，再逐漸增加到 7 秒。
- 一側做 10 次後，換另一側做 10 次，可再逐漸增加次數。
  （例）10 次→ 20 次。

Tip

★ 建議「膝蓋著地的側棒式」熟練後，再做「膝蓋打直的側棒式」。

★ 如果脖子、肩膀等部位感到疼痛，應立即停止動作，不要勉強。

伏地挺身

運動難易度 ★★★★☆

「伏地挺身」是頗具代表性的上身運動，在駝背和上肢肌力減弱時，可以加以鍛鍊，能同時訓練手臂、胸部和背部的肌肉。

1 運動目的

- 強化手臂、胸部和背部的肌肉。

2 運動方法 1

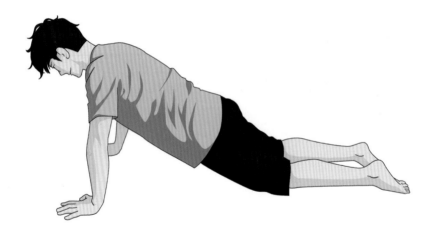

①起始姿勢

- 雙手打開與肩同寬，膝蓋著地。
- 此時手臂撐在地上，與肩膀呈垂直。

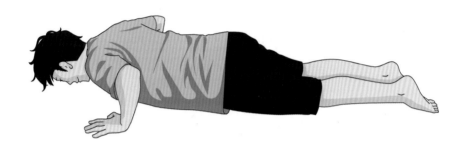

②運動姿勢（此為膝蓋著地的伏地挺身）

- 手肘彎曲，身體往下，胸部離地約 5 公分。
- 手推地板，返回起始姿勢。
- 一次約保持 2 秒，再恢復起始姿勢。
  （例）1 次（2 秒）→ 5 次→ 10 次。
- 做 10 次後，可再逐漸增加次數。
  （例）10 次→ 20 次→ 30 次。

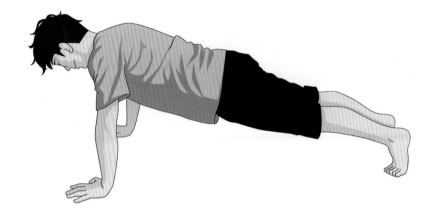

①起始姿勢

- 四肢撐地，膝蓋打直，身體保持一直線。
- 此時手臂撐在地上，與肩膀呈垂直。

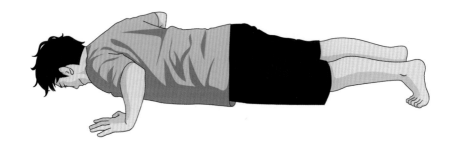

②運動姿勢（此為膝蓋打直的伏地挺身）

- 身體保持一直線，手肘彎曲，身體往下，胸部離地約 5 公分。
- 手推地板，返回起始姿勢。
- 一次約保持 2 秒，再恢復起始姿勢。
  （例）1 次（2 秒）→ 5 次→ 10 次。
- 做 10 次後，可再逐漸增加次數。
  （例）10 次→ 20 次→ 30 次。

Tip

★ 建議「膝蓋著地的伏地挺身」熟練後，再做「膝蓋打直的伏地挺身」。

★ 身體和腿部需保持一直線，避免腰部過度下沉或臀部抬高。

★ 如果感到疼痛，應立即停止動作。

WTY 肩膀運動

運動難易度 ★★★☆☆

這是使手臂形成 W、T、Y 字形的肩膀運動，此動作能強化斜方肌（上、中、下）和背部肌肉，有助於矯正頸部和肩膀，使其回到正確位置。從「W 動作」到「T 動作」再到「Y 動作」，逐一進行運動，如果無法完成某個動作，就要再從前一個動作開始。

1 運動目的

• 強化斜方肌（上、中、下）和背部肌肉。

2 運動方法

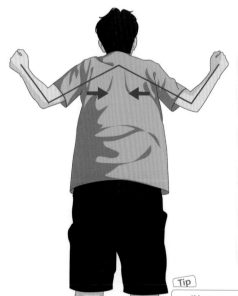

①運動姿勢

• 趴在地上。
• 手肘往下收攏，呈 W 字形。
• 一次約保持 2 秒，再恢復起始姿勢。
  （例）1 次（2 秒）→ 5 次→ 10 次。
• 做 10 次後，可再逐漸增加次數。
  （例）10 次→ 20 次→ 30 次。

Tip
★ 做 **WTY** 動作時，手臂應該離地，不碰到地面。

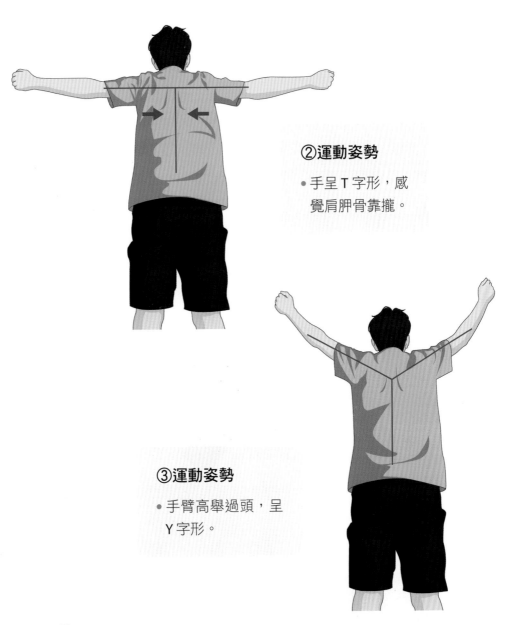

②運動姿勢

- 手呈 T 字形,感覺肩胛骨靠攏。

③運動姿勢

- 手臂高舉過頭,呈 Y 字形。

Tip

★ 按照 **WTY** 的順序進行,如果無法完成某個動作,就回到前一個動作開始。

手撐地走路

運動難易度 ★★★☆☆

長時間坐著工作或讀書的人，身體保持姿勢的穩定性往往不足。如果髖關節和膝蓋一直彎曲，大腿後側的大腿後肌和小腿肌也會變短，必須保持正確姿勢和伸展肌肉，才能減少腰部和膝蓋的疼痛。

1 運動目的

- 提升軀幹肌肉的穩定性，伸展後鏈肌群（大腿後肌、小腿肌）。

2 運動方法 1

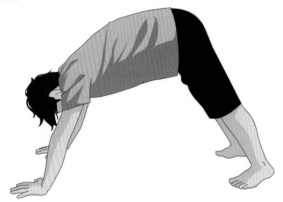

①起始姿勢

- 四肢著地，並且打開與肩同寬。

Tip
★ 保持姿勢不要變形。

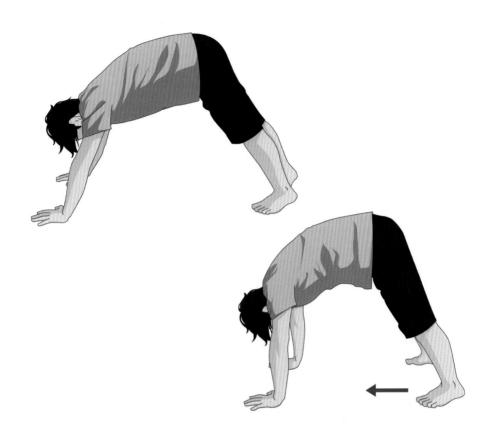

②運動姿勢

- 左右腳輪流慢慢向前走。
- 移動時盡可能將膝蓋打直,肚子和膝蓋像是要碰到的感覺。
- 雙腳再向後走,回到起始姿勢。
- 做 10 次後,可逐漸增加次數。

(例)10 次→ 20 次→ 30 次。

Tip

★ 如果手腕和肩膀感到疼痛,應立即停止動作。

★ 移動時,膝蓋盡量伸直、腳跟盡可能著地。

四肢撐地提膝前後爬行

這個運動能同時強化核心肌群和上、下半身肌力，且能訓練動作控制能力。

🔟 運動目的

- 強化核心肌群和上、下半身肌力。

2️⃣ 運動方法

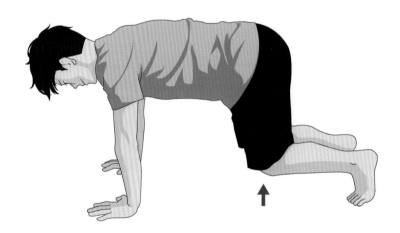

①起始姿勢

- 採四肢撐地的姿勢。
- 膝蓋提起離地約 5 公分。

> Tip
> ★ 保持姿勢不要變形。

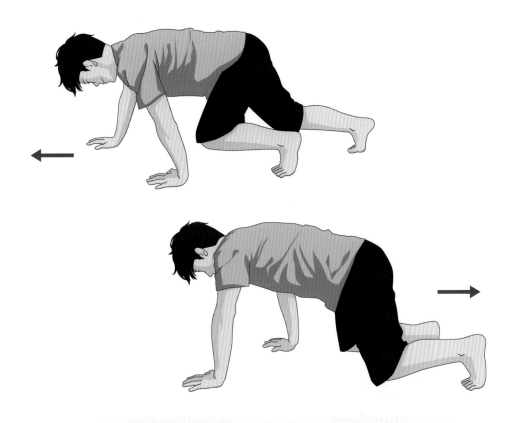

②運動姿勢

- 在提膝的狀態下，左右手和左右腳輪流向前爬行。
- 返回起始姿勢時，手和腳也要慢慢放下。
- 「前進 - 後退」算一次，可逐漸增加次數。

  （例）3 次→ 5 次→ 10 次。

Tip

★ 往返時，要避免膝蓋著地。

★ 做動作時，盡量避免身體和骨盆晃動。

★ 如果手腕或肩膀感到疼痛，應立即停止動作。

跪姿向前頂臀

運動難易度 ★★☆☆☆

當髖關節前側肌肉縮短或長時間久坐時，容易導致姿勢不正。持續做這個運動，可以伸展髖關節前側，同時強化臀部肌肉，改善控制髖關節和骨盆的能力。

1 運動目的

- 改善控制髖關節和骨盆的能力。

2 運動方法

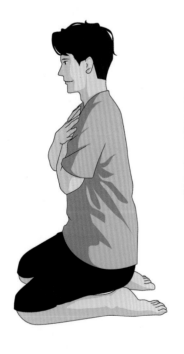

①起始姿勢

- 採跪姿，手臂交叉放在胸前。
- 上半身挺直。

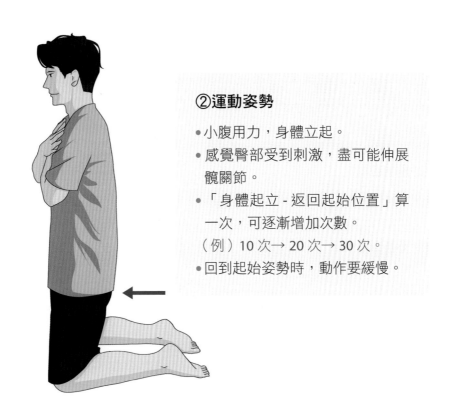

②運動姿勢

- 小腹用力，身體立起。
- 感覺臀部受到刺激，盡可能伸展髖關節。
- 「身體起立 - 返回起始位置」算一次，可逐漸增加次數。
  （例）10 次→ 20 次→ 30 次。
- 回到起始姿勢時，動作要緩慢。

Tip

★ 避免腰部向後彎。

★ 避免身體往前傾或過度晃動。

★ 建議在膝蓋處墊毛巾，如果感到疼痛，應立即停止動作。

頸部四方向抗阻力運動

運動難易度 ★★☆☆☆

　　頸椎如果過度前傾、後仰或旋轉，就會引起疼痛，穩定性也會降低。我們可以利用手掌從前、後、左、右四個方向給予阻力，使頸部肌肉做等長性肌肉收縮運動來增強肌力。

1 運動目的

- 強化頸部周圍的肌肉，提高穩定性。

2 運動方法

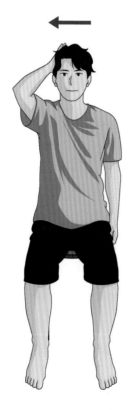

①運動姿勢

- 手掌放在頭部右側，頭往右出力，手掌也同時出力對抗。
- 一次約保持 2 秒，再做下一個動作。
（例）1 次（2 秒）→ 5 次 → 10 次。

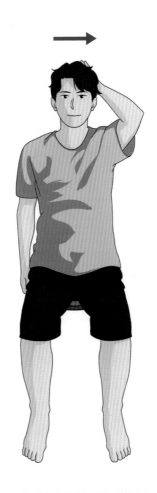

②運動姿勢

- 手掌放在頭部左側，頭往左出力，手掌也同時出力對抗。
- 一次約保持 2 秒，再做下一個動作。

（例）1 次（2 秒）→ 5 次→ 10 次。

Tip

★ 運動順序並無太大影響。

★ 關鍵是要在頭部不動的情況下給予阻力。

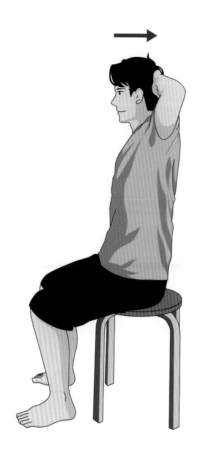

③運動姿勢

- 手掌放在後腦勺，頭往後出力，手掌也同時出力對抗。
- 一次約保持 2 秒，再做下一個動作。
  （例）1 次（2 秒）→ 5 次→ 10 次。

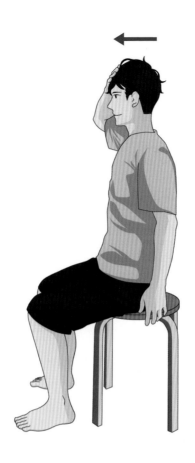

④運動姿勢

- 手掌放在額頭上，頭往前出力，手掌也同時出力對抗。
- 一次約保持 2 秒，再做下一個動作。

（例）1 次（2 秒）→ 5 次→ 10 次。

Tip
★ 運動順序並無太大影響。
★ 關鍵是要在頭部不動的情況下給予阻力。

站姿踮腳尖

　　這個動作可以強化小腿後方肌肉（腓腸肌），能增強走路時抬腳向前移動的力量。

1 運動目的

- 強化小腿肌肉，提升平衡能力。

2 運動方法

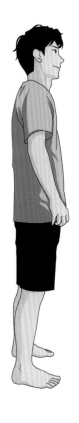

①起始姿勢

- 雙腳打開與肩同寬，站直。

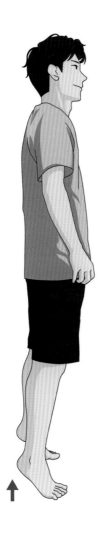

②運動姿勢

- 慢慢抬起腳後跟。
- 做動作時，要感受小腿肌肉出力。
- 可逐漸增加次數。

（例）10 次→ 20 次→ 30 次。

Tip

★ 注意身體不要往前傾。
★ 若身體晃動難以保持姿勢，可以面對牆壁、雙手扶牆來做動作。

站姿抬起前腳掌

　　這個動作有助於強化小腿前側肌肉（脛前肌），使前腳掌在走路時順利抬高，防止跌倒。

1 運動目的

- 強化小腿前側肌肉，提升平衡能力。

2 運動方法

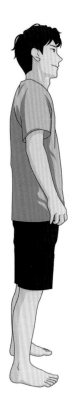

①起始姿勢

- 雙腳打開與肩同寬，站直。

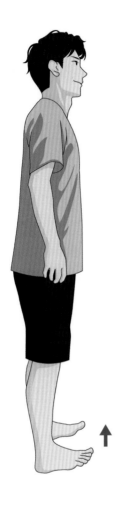

②運動姿勢

- 慢慢抬起前腳掌。
- 做動作時，要感受小腿肌肉出力。
- 可逐漸增加次數。
  （例）10 次→ 20 次→ 30 次。

Tip

★ 注意身體不要往後傾。
★ 若身體晃動難以保持姿勢，可以面對牆壁、雙手扶牆來做動作。

手臂下拉

運動難易度 ★★☆☆☆

　　如果肩膀經常感到緊繃或疼痛，很可能是肩胛骨向前移動的情況。當進行手臂下拉運動時，可以穩定控制肩胛骨不往上移，有助於緩解緊繃和疼痛。

1 運動目的

• 強化中、下斜方肌。

2 運動方法

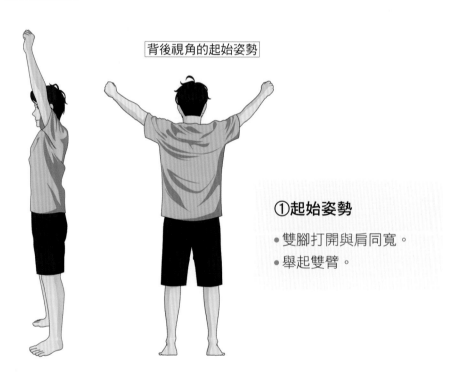

背後視角的起始姿勢

①起始姿勢

• 雙腳打開與肩同寬。
• 舉起雙臂。

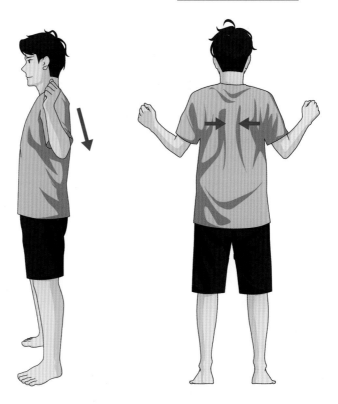

②運動姿勢

- 慢慢地把雙臂從上往下拉。
- 下拉時感覺肩胛骨收攏並固定，保持姿勢。
- 可逐漸增加次數。

（例）10 次→ 20 次→ 30 次。

Tip

★ 注意腰部不要往後傾。

★ 也可以坐著進行此項運動。

手臂外轉

當圓肩和駝背時，手臂會轉向內側，而這個動作可以將手臂向外旋轉，使肩膀和背部打開，保持正確姿勢。

1 運動目的

• 強化旋轉肌袖的肌肉（棘上肌、棘下肌、小圓肌），增加活動範圍。

2 運動方法

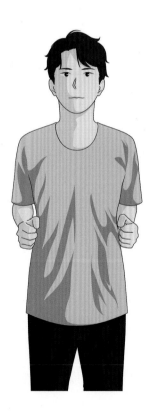

①起始姿勢

• 雙腳打開與肩同寬，站直。
• 手肘彎曲呈 90 度。

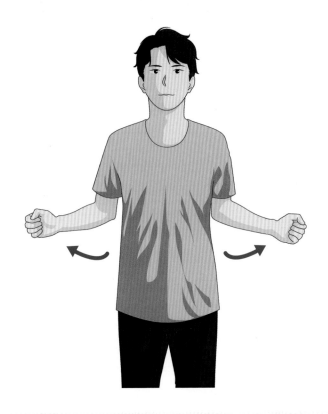

②運動姿勢

- 雙臂打開，盡可能向外旋轉。
- 確認有往肩胛骨周圍施力，保持姿勢。
- 可逐漸增加次數。
  （例）20 次→ 40 次→ 60 次。

Tip

★ 重點是要讓手肘貼緊身體。

★ 打開胸部和肩膀，腰部不要後傾。

★ 也可以坐著進行此項運動。

運動難易度　★★★☆☆

　　深蹲是一項極具代表性的下半身運動，能有效強化大腿和臀部肌肉。一開始可以用背部靠牆或利用瑜伽球來進行，使用工具的好處是可以保護腰部，也可以保持平衡，安全地進行運動。

1 運動目的

- 強化大腿和臀部肌肉。

2 運動方法

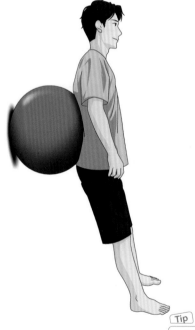

①起始姿勢

- 背部靠著瑜伽球頂住牆壁，做好準備姿勢。
- 雙腳打開與肩同寬，並往前跨一步。

Tip

★ 要固定住瑜伽球，不往下滑動。

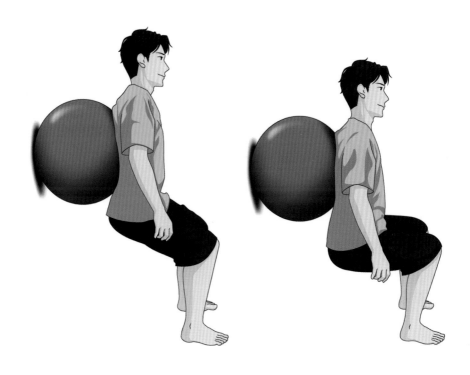

②運動姿勢

- 慢慢彎曲膝蓋，採取坐姿。
- 一次約保持 2 秒，再恢復起始姿勢。
- 可逐漸增加次數。

　（例）10 次→ 20 次→ 30 次，最多 100 次。

Tip

★ 不必一開始就彎曲至 90 度，可先在不勉強的範圍內充分練習。

★ 不必執著於次數而勉強多做，應視自身情況逐漸增加次數。

深蹲

深蹲是一項極具代表性的下半身運動，能有效強化大腿和臀部肌肉，建議在熟練靠牆深蹲或靠球深蹲後，再進行此動作。用正確姿勢運動是最重要的，因此需要充分練習。

1 運動目的

- 強化大腿和臀部肌肉。

2 運動方法

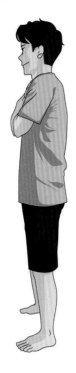

①起始姿勢

- 雙腳打開與肩同寬。
- 手臂交叉放在胸前。

> Tip
>
> ★ 手臂也可以向前平舉。

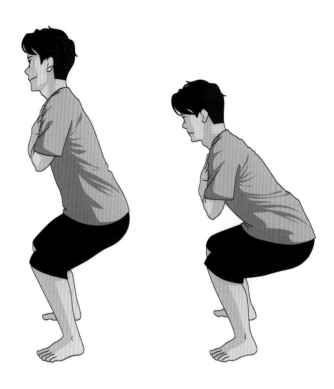

②運動姿勢

• 慢慢彎曲膝蓋，採取坐姿。
• 一次約保持 2 秒，再恢復起始姿勢。
• 可逐漸增加次數。
　（例）10 次→ 20 次→ 30 次，最多 100 次。

Tip

★ 不必一開始就彎曲至 90 度，可先在不勉強的範圍內充分練習。
★ 不必執著於次數而勉強多做，應視情況逐漸增加次數。
★ 起身時要盡可能伸直髖關節，才能強化臀部肌肉。

弓步蹲

運動難易度　★★★★☆

　　弓步蹲是用單腳推蹬地面站起的下半身運動，在日常生活行走、爬樓梯等，經常會出現這個動作。為了強力鍛鍊大腿和臀部肌肉，需要透過弓步蹲來提升肌力。

1 運動目的

- 強化大腿和臀部肌肉。

2 運動方法

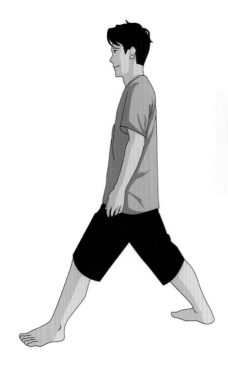

①起始姿勢

- 站直，其中一腳向前跨一大步，拉大前後腳的距離。

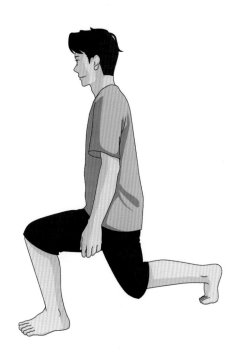

②運動姿勢

- 彎曲前腳膝蓋，後腳膝蓋跟著自然彎曲。
- 一次約保持 2 秒，再恢復起始姿勢。
- 可逐漸增加次數。

  （例）10 次→ 20 次→ 30 次，最多 50 次。
- 一側做完後，再換另一側。

Tip

★ 不必執著於次數而勉強多做，應視情況逐漸增加次數。

★ 身體不要往前傾。

★ 膝蓋不能碰地，運動中如果感到疼痛，應立即停止動作。

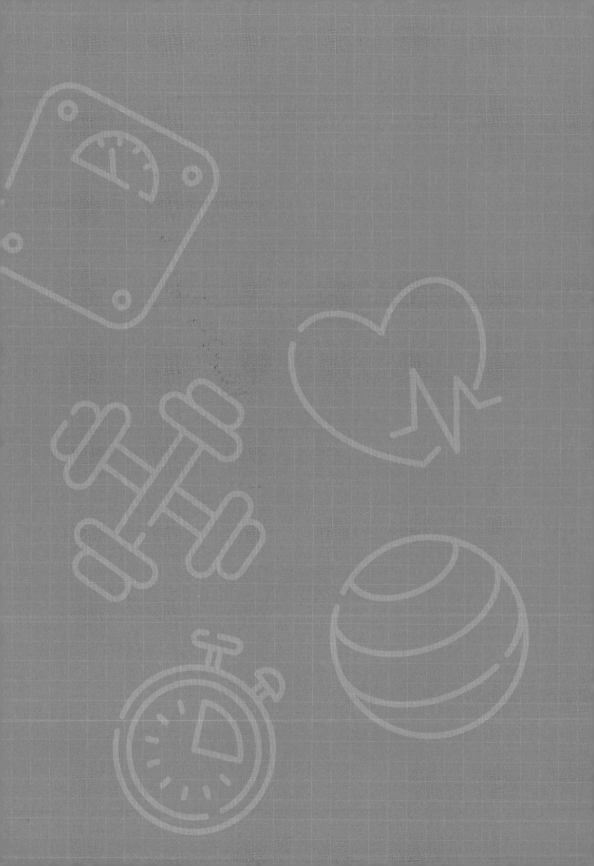

PART 6

平衡運動：
提升平衡感×
增進身體協調能力

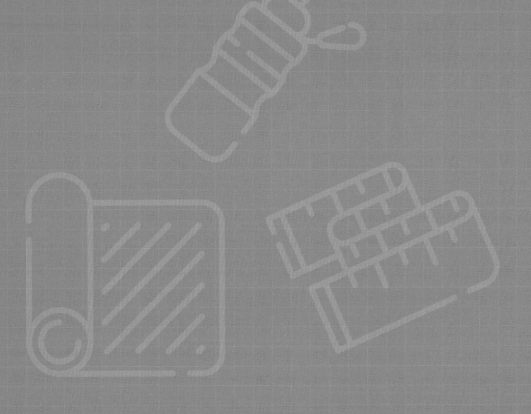

鳥狗式

　　與「單腳站立」同為保持平衡的動作，建議強化腳踝和髖關節附近的肌肉後再進行。此外，為了保持平衡感，腳踝和髖關節的動作非常重要，需保持穩定性，讓身體不至於過度搖晃。

1 運動目的

- 強化軀幹肌肉和臀部肌肉，提升平衡感。

2 運動方法

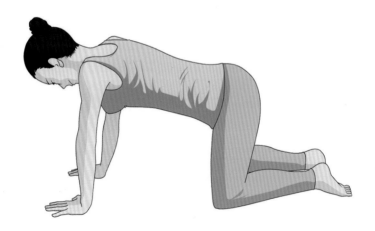

①起始姿勢

- 採取四肢著地的姿勢。

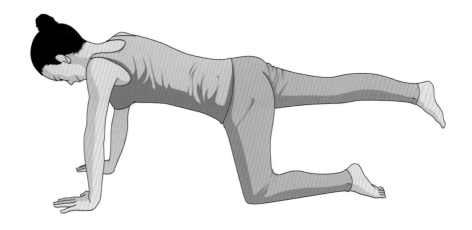

②運動姿勢

- 將一條腿伸直，與身體一側呈一直線。
- 左右交替進行。
- 一次約保持 2 秒，可逐漸增加到 7 秒。

Tip
★ 保持身體和骨盆不偏斜。

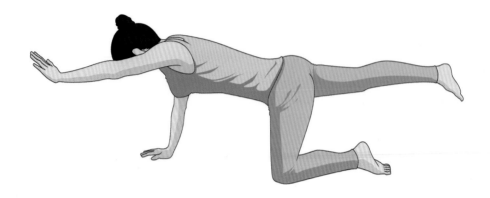

③運動姿勢

- 做伸直腿的動作時，另一側的手向前平舉。
- 保持重心，避免身體搖晃。
- 左右交替進行。

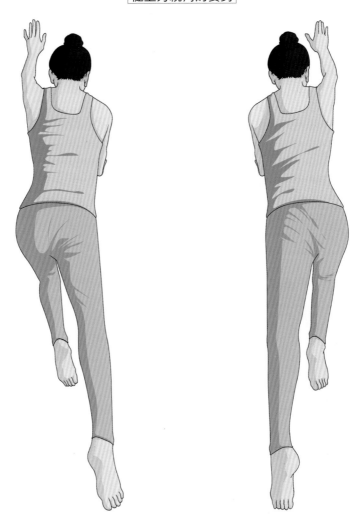

Tip

★ 伸直的手和腳盡可能保持一直線。

★ 一開始就同時舉起手和腳會比較吃力，所以建議先執行運動姿勢②，再做運動姿勢③。

橫向行走

運動難易度 ★★★★★

　　「橫向行走」可強化腳踝周圍的肌肉和臀中肌，以增加單腳長時間站立的力量。

1 運動目的

- 強化腳踝周圍的肌肉和臀中肌，提升平衡感。

2 運動方法

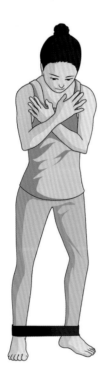

①起始姿勢

- 將迷你彈力帶套在腳踝上。
- 膝蓋微彎，雙手放在胸前。

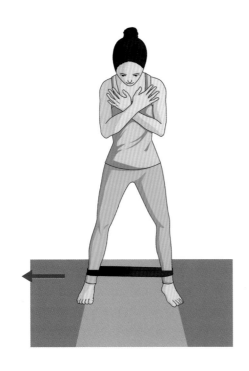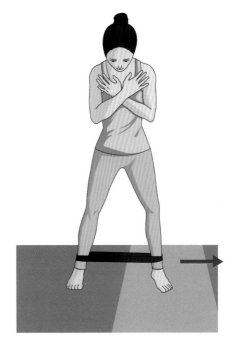

②運動姿勢

- 慢慢往橫向跨步行走。
- 再往另一方向移動。
- 感受臀部側面肌肉（臀中肌）和腳踝周圍肌肉的刺激，並繼續移動。
- 從起點向左和右各移動 2.5 公尺，即視為一組，可逐漸增加到 5 組。

Tip
★ 重點是橫向移動時，需保持直線。
★ 這運動比想像中困難，初次練習時可以不使用彈力帶，熟練後再套
上彈力帶操作。

左右交替弓步蹲

運動難易度 ★★★★☆

左右交替進行弓步蹲的動作，是可以提升平衡感的方法。

1 運動目的

• 強化大腿和臀部肌肉，並利用左右交替的動作來提升平衡感。

2 運動方法

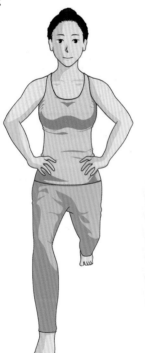

①起始姿勢

• 其中一腳向前跨一大步，拉大前後腳的距離。

• 雙手放在腰側。

Tip

★ 身體不要往前傾。

★ 不必執著於次數而勉強多做，應視情況逐漸增加次數。

240

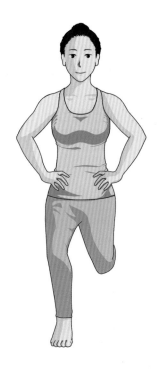
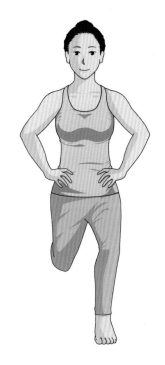

②運動姿勢

- 彎曲前腳膝蓋，後腳膝蓋跟著自然彎曲。
- 右腳做一次弓步蹲後，立刻換左腳進行。
- 一次約保持 2 秒，再恢復起始姿勢。
- 可逐漸增加次數。

（例）10 次→ 20 次→ 30 次，最多 50 次。

Tip

★ 膝蓋不能碰地，運動中如果感到疼痛，應立即停止動作。

★ 如果平衡感和肌力不足，交替進行時容易失去平衡。

★ 需先充分練習弓步蹲的動作，再以左右交替的方式進行。

朝四方向抬腿

　　這是用手扶著輔具（椅子、牆壁、泡棉滾筒等），朝四個方向（前、後、左、右）保持平衡的運動。

1 運動目的

• 藉由輔具單腳站立後，朝四方向保持平衡。

2 運動方法

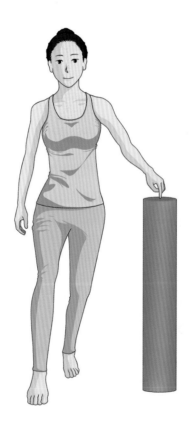

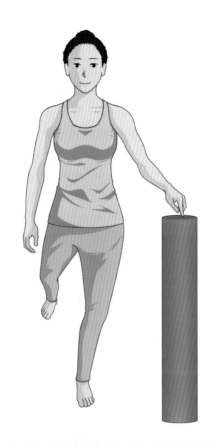

①運動姿勢

- 扶著輔具站直。
- 腿向前抬起，用單腳站立。
- 再把腿向後抬起，單腳站立。
- 一次約保持 2 秒，再恢復起始姿勢。
- 每個方向各做 1 次，可逐漸增加次數。

  （例）4 次→ 8 次→ 12 次，最多 40 次。

Tip

★ 方向可以隨機選擇。

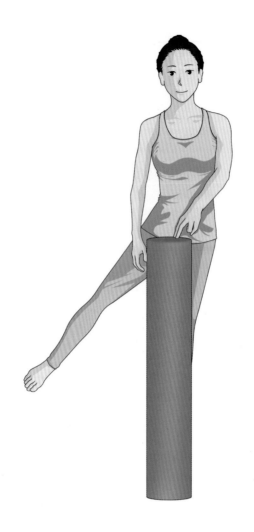

②運動姿勢

- 腿向右、向左抬起,並用單腳站立。
- 一次約保持 2 秒,再恢復起始姿勢。
- 每個方向各做 1 次,可逐漸增加次數。

 (例)4 次→ 8 次→ 12 次,最多 40 次。

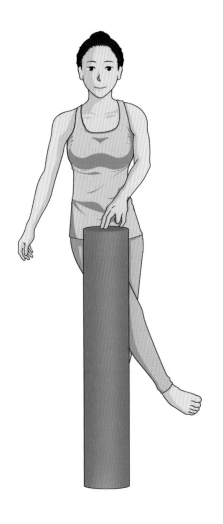

Tip

★ 如果平衡感不佳，運動時請牢牢抓住輔助器材。

★ 逐漸增加次數，不要勉強。

前提膝單腳站立

在進行單腳站立的動作時，必須小心避免摔倒。

1 運動目的

- 透過單腳站立來提升平衡感。

2 運動方法

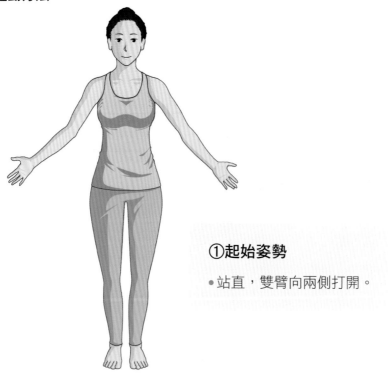

①起始姿勢

- 站直，雙臂向兩側打開。

Tip

★ 找到重心，小心避免摔倒。

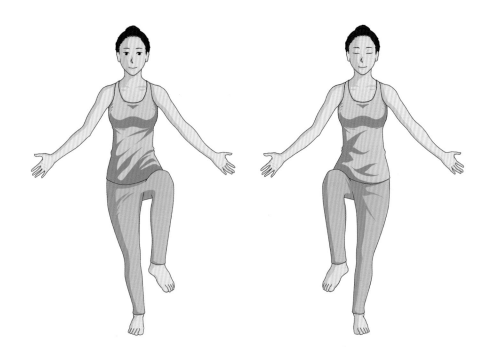

②運動姿勢

- 膝蓋向前抬起彎曲，與大腿保持水平。
- 一次約保持 2 秒，再恢復起始姿勢。
- 從 2 秒逐漸增加到 40 秒。
- 換另一側重複動作。

③運動姿勢

- 閉上眼睛，執行②的動作。
- 從 2 秒逐漸增加到 5 秒。
- 換另一側重複動作。

Tip
★ 不一定要閉眼做單腳站立。

側提膝單腳站立

在進行單腳站立的動作時，必須小心避免摔倒。

1 運動目的

- 透過單腳站立來提升平衡感。

2 運動方法

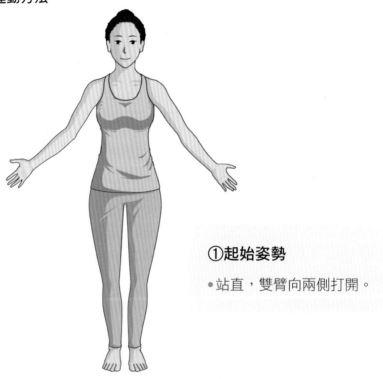

①起始姿勢

- 站直，雙臂向兩側打開。

Tip

★ 換到下一個姿勢時，注意重心可能會跑掉，且保持呼吸順暢。

248

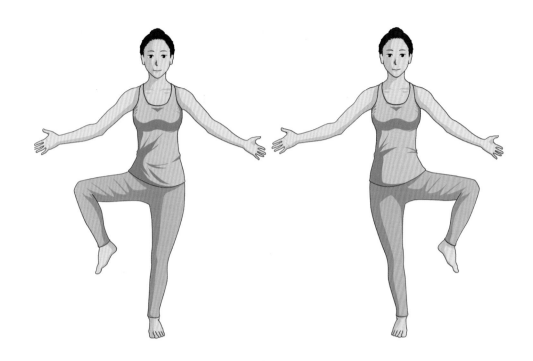

②運動姿勢

- 膝蓋向側邊抬起彎曲,與大腿保持水平。
- 一次約保持 2 秒,再恢復起始姿勢。
- 可從 2 秒逐漸增加到 40 秒。
- 換另一側重複動作。

Tip

★ 穩住重心,小心避免摔倒。

走直線

1 運動目的

- 透過「走直線」來提升身體的平衡感。

2 運動方法

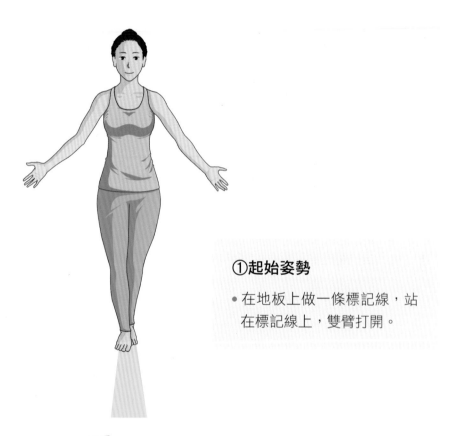

①起始姿勢

- 在地板上做一條標記線,站在標記線上,雙臂打開。

> Tip
>
> ★ 如果沒有標記線,可以使用地面的線條或其他工具。

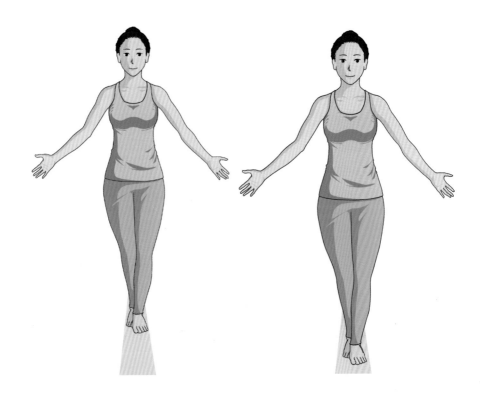

②運動姿勢

- 慢慢向前走，腳要呈一直線。
- 以一字步行走，即前腳的腳跟和後腳的腳尖碰觸。
- 「往前走」熟練後，也可以嘗試「往後走」。
- 從來回各走 2.5 公尺，即視為一組，可逐漸增加到 5 組。

Tip
★ 在進行運動時，要小心避免摔倒。

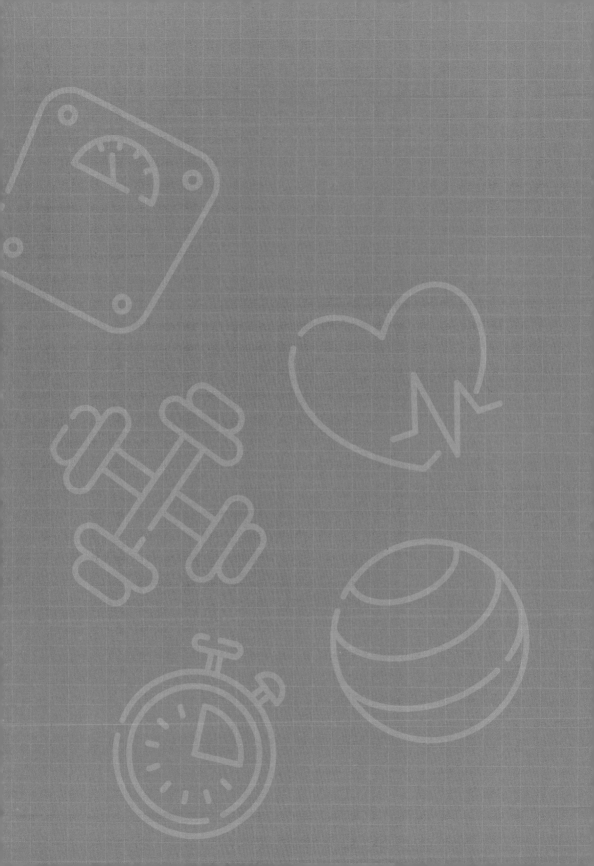

PART 7

心肺耐力運動：
強化血管彈性×
維持身體活力

向前抬腿

　　這是可以在室內進行的心肺耐力運動，能同時使用到身體的核心肌群和髖關節的屈曲肌肉。

1 運動目的

- 提升心肺耐力。

2 運動方法

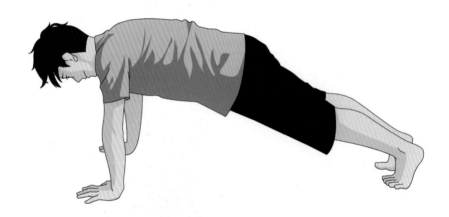

①起始姿勢

- 俯身雙腿伸直，雙臂打開與肩同寬。

Tip

★ 如果手腕和肩膀感到疼痛，應立即停止動作。

254

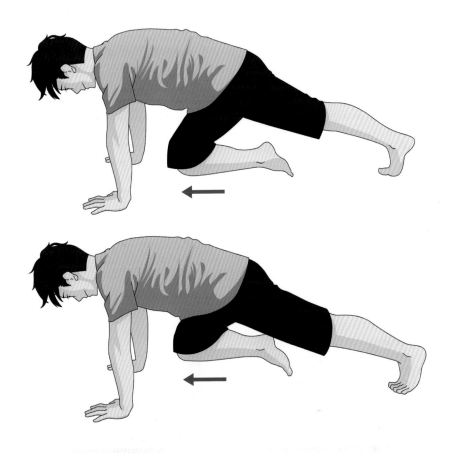

②運動姿勢

- 將一側膝蓋向前彎曲，盡可能抬起。
- 換另一側膝蓋向前彎曲，同樣地盡可能向前抬起。
- 左右交替持續進行。
- 可逐漸增加次數。

（例）20 次→ 40 次→ 60 次，最多 200 次。

Tip
★ 根據個人體力狀況慢慢增加次數，勿過度勉強。

向側邊抬腿

運動難易度　★★★☆☆

　　這是可以在室內進行的心肺耐力運動，能同時使用到身體的核心肌群和髖關節的外轉肌群。

1 運動目的

- 提升心肺耐力。

2 運動方法

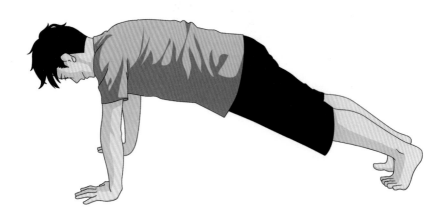

①起始姿勢

- 俯身雙腿伸直，雙臂打開與肩同寬。

256

後面視角的姿勢

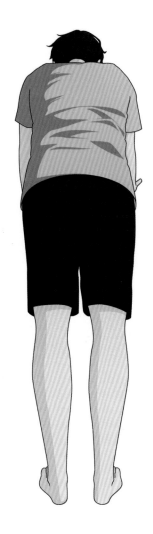

Tip
★ 如果手腕和肩膀感到疼痛，應立即停止動作。

後面視角的姿勢

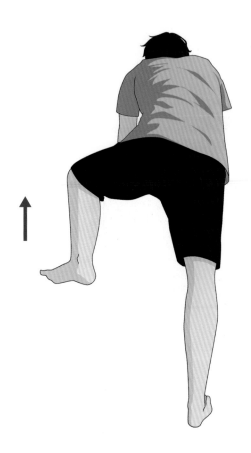

②運動姿勢

- 將一側膝蓋向側邊彎曲，盡可能抬起。
- 換另一側膝蓋向側邊彎曲，同樣地盡可能向側邊抬起。
- 左右交替持續進行。
- 可逐漸增加次數。
  （例）20 次→ 40 次→ 60 次，最多 200 次。

後面視角的姿勢

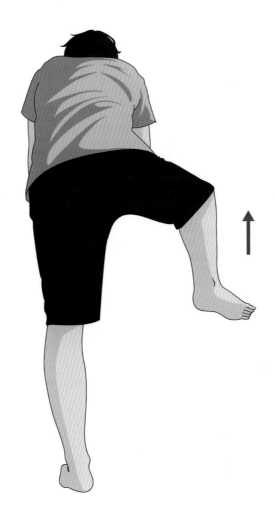

Tip
★ 根據個人體力狀況慢慢增加次數，勿過度勉強。

原地跳

運動難易度 ★★★★☆

1 運動目的

- 提升心肺耐力。

2 運動方法

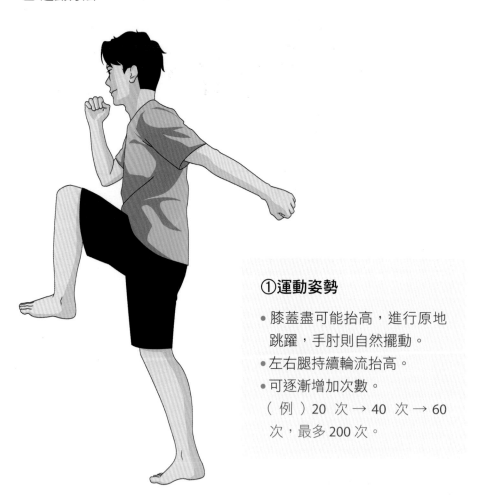

①運動姿勢

- 膝蓋盡可能抬高，進行原地跳躍，手肘則自然擺動。
- 左右腿持續輪流抬高。
- 可逐漸增加次數。
  （例）20 次 → 40 次 → 60 次，最多 200 次。

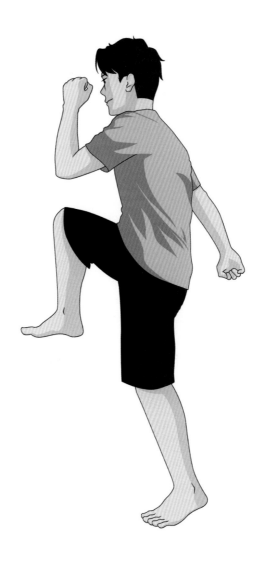

Tip

★ 根據個人體力狀況慢慢增加次數，勿過度勉強。

正面視角的姿勢

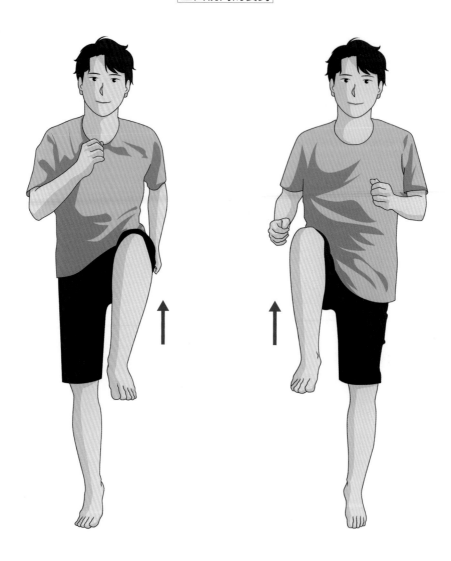

Tip

★ 如果感到頭暈或覺得吃力，應立即停止動作。

開合跳

1 運動目的

- 提升心肺耐力。

2 運動方法

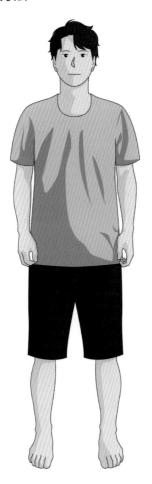

①起始姿勢

- 站直，雙腿打開與肩同寬。

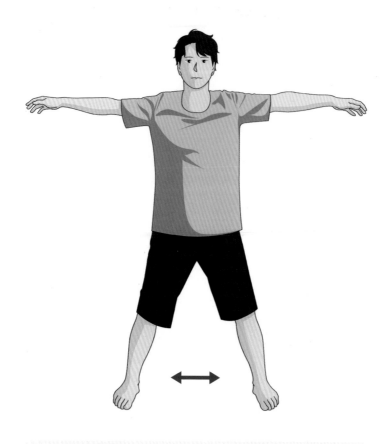

②運動姿勢

● 雙臂向兩側平舉，與肩膀同高，同時張開雙腿。

Tip

★ 根據個人體力狀況慢慢增加次數，勿過度勉強。

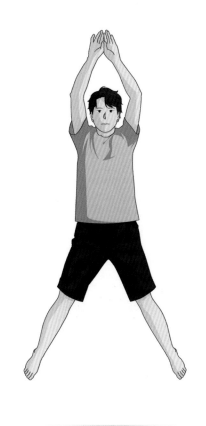

③運動姿勢

- 手臂舉到頭頂，並同時盡可能跳高。
- 手臂放下時，雙腳同時落地。
- 持續進行開合跳。
- 可逐漸增加次數。
  （例）20 次→ 40 次→ 60 次，最多 200 次。

Tip

★如果膝蓋疼痛或感到頭暈、吃力，應立即停止動作。

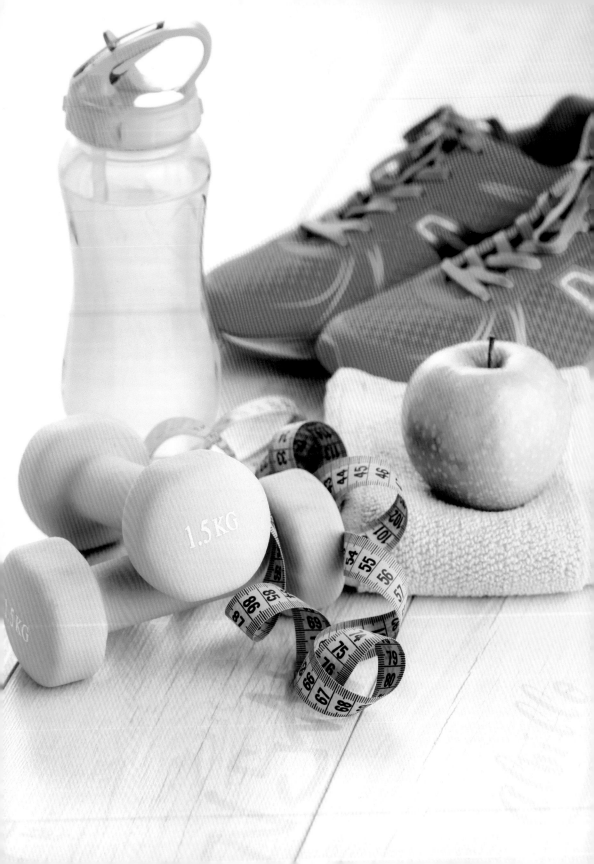

日常生活中能做的心肺耐力運動

　　根據氧氣的使用程度，運動可以分為有氧運動和無氧運動，進行有氧運動可以提升心肺耐力。有氧運動不要只側重某一種，最好能選擇多種類型，尤其是那些適合自己、做起來又很開心的運動。以下來認識一些在戶外常見的代表性運動，以及適當的運動時間，並再以個人的體力狀態、目標心率、運動自覺度等進行調整。

步行

　　一般人的步行速度約時速 4 公里，若想提升心肺耐力，應慢慢增加步行速度達 6.4 公里左右，並以正確姿勢走路。從每週 3-5 次，每次 20 分鐘的步行開始，之後可以再延長 5 分鐘，並逐漸增加。與其一次勉強步行 2-3 個小時以上，不如根據體力和身體狀態逐漸增加時長，以免身體出問題。在步行中如果膝蓋或腳底出現疼痛狀況，就應停下來休息。

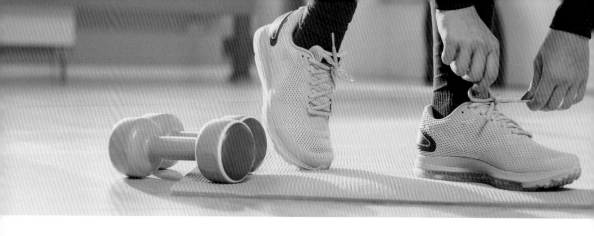

跑步

　　跑步需要柔軟度、肌力、肌耐力和平衡等基礎體能，必須透過階段性的運動來累積基礎體能，這樣跑步才能減少受傷風險。在充分適應步行後，可以開始嘗試慢跑（Jogging），每週 3-5 次，每次 20-40 分鐘，也可以切分成多次進行，每次各跑 10 分鐘。跑步應從低強度開始，漸進性的增加至中、高強度，身體才不會吃不消。體力較差的人，高強度的跑步可能會造成身體負擔，所以需小心謹慎。

爬樓梯

　　如果膝蓋不會疼痛，爬樓梯對強化下半身肌肉和提升心肺耐力是很有幫助的。一開始可以先爬三層樓，之後再一層一層的增加；先一步踩一階，當逐漸適應且不會喘的時候，再嘗試一次踩兩階。注意盡量避免用跳躍的方式上下樓梯，若是膝蓋和腰部感到疼痛，最好馬上停止，改採步行的方式運動。

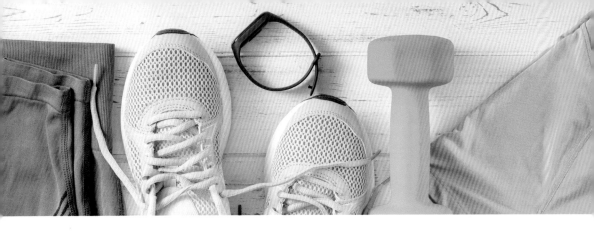

　　除了日常生活中常見的步行、跑步、爬樓梯以外，還可以嘗試騎自行車、登山、游泳、有氧舞蹈等。如果平時有持續按照「柔軟度—肌力—平衡—心肺耐力」運動 4 步驟培養基礎體能和管理健康，那麼嘗試拓展到其他運動，如足球、網球、羽毛球、高爾夫球等，也是不錯的選擇。不過仍要強調，運動要避免太高的強度，適度運動才能提升心肺耐力，有益於健康。

參考文獻

1) Vonda Wright、Ruth Winter 著，Lee Dwooyeong、Lee Dwooim 譯，《萊特博士的 40 歲之後的健身》，Essay，2018 年，p.47，第 6-7 行。

2) 同上書，p.45，第 11-13 行。

3) Na Yeongmoo 著，《40 歲開始的百歲運動》，Vita Books，2017 年，p.28，第 1 行。

4) Na Yeongmoo 著，《運動會毀了我的身體》，Damso，2011 年，p.75，第 9-10 行。

5) 同上書，p.125，第 10-11 行。

6) Kim Heongyeong 著，《肌肉比退休金更強》，Vita Books，2019 年，p.42，第 12-15 行。

7) Na Yeongmoo 著，《40 歲開始的百歲運動》，Vita Books，2017 年，p.37，第 19-20 行。

8) Vonda Wright、Ruth Winter 著，Lee Dwooyeong、Lee Dwooim 譯，《萊特博士的 40 歲之後的健身》，Essay，p.62，第 17-19 行。

9) 同上書，p.62，第 20-21 行。

10) 同上書，p.60，第 18-20 行。

11) 同上書，p.111，第 22-23 行。

12) 安柄澤著，《給所有人的腰部教科書》，Bluemoose，2021年，p.173，第 5-6 行。

13) Na Yeongmoo 著，《40 歲開始的百歲運動》，Vita Books，2017 年，p.59，第 10-18 行。

14) Vonda Wright、Ruth Winter 著，Lee Dwooyeong、Lee Dwooim 譯，《萊特博士的 40 歲之後的健身》，Essay，p.178，第 3-4 行。

15) 同上書，p.38，第 3-4 行。

16) 同上書，p.40，第 22-23 行。

17) 同上書，p.29，第 11-14 行。

18) ACSM 著，全國臨床健康運動學科教授協議會譯，《運動測試與運動處方指南》，韓美醫學，2010 年。

19) Robertra E. Rikli、C. Jessie Jones 著，Kim Hyeonsoo、Park Wooyeong 譯，《老年人體能檢測與評估》，Daehan Media，2005 年。

台灣廣廈 國際出版集團
Taiwan Mansion International Group

國家圖書館出版品預行編目（CIP）資料

40歲後的低強度全效運動：物理治療師結合「伸展×肌力×平
衡×心肺」，全方位增強心臟功能、骨密度與肌肉量的高效動作
/安柄澤著. -- 初版. -- 新北市：蘋果屋，2024.08
272面；　17×23公分
ISBN 978-626-7424-26-1（平裝）
1.CST: 體能訓練　2.CST: 運動健康　3.CST: 中老年人保健

411.71　　　　　　　　　　　　　　　113007475

40歲後的低強度全效運動

物理治療師結合「伸展×肌力×平衡×心肺」，全方位增強心臟功能、骨密度與肌肉量的高效動作

作　　者／安柄澤	編輯中心執行副總編／蔡沐晨・編輯／陳虹妏
譯　　者／李潔茹	封面設計／何偉凱・內頁排版／菩薩蠻數位文化有限公司
	製版・印刷・裝訂／東豪・弼聖・秉成

行企研發中心總監／陳冠蒨　　　　　線上學習中心總監／陳冠蒨
媒體公關組／陳柔彣　　　　　　　　數位營運組／顏佑婷
綜合業務組／何欣穎　　　　　　　　企製開發組／江季珊、張哲剛

發　行　人／江媛珍
法律顧問／第一國際法律事務所 余淑杏律師・北辰著作權事務所 蕭雄淋律師
出　　版／蘋果屋
發　　行／蘋果屋出版社有限公司
　　　　　地址：新北市235中和區中山路二段359巷7號2樓
　　　　　電話：（886）2-2225-5777・傳真：（886）2-2225-8052

代理印務・全球總經銷／知遠文化事業有限公司
　　　　　地址：新北市222深坑區北深路三段155巷25號5樓
　　　　　電話：（886）2-2664-8800・傳真：（886）2-2664-8801
郵政劃撥／劃撥帳號：18836722
　　　　　劃撥戶名：知遠文化事業有限公司（※單次購書金額未達1000元，請另付70元郵資。）

■出版日期：2024年08月　　　　　ISBN：978-626-7424-26-1